辽宁省优秀自然科学著作

结直肠癌患者康复指导

刘春娥　宫爱民　主编

辽宁科学技术出版社

沈 阳

图书在版编目（CIP）数据

结直肠癌患者康复指导/刘春娥，宫爱民主编. —沈阳：
辽宁科学技术出版社，2020.12
（辽宁省优秀自然科学著作）
ISBN 978-7-5591-2093-9

Ⅰ. ①结…　Ⅱ. ①刘…　②宫…　Ⅲ. ①结肠癌—康复
②直肠癌—康复　Ⅳ. ①R735.309

中国版本图书馆 CIP 数据核字（2021）第 108019 号

出版发行：辽宁科学技术出版社
　　　　　（地址：沈阳市和平区十一纬路 25 号　邮编：110003）
印 刷 者：辽宁鼎籍数码科技有限公司
幅面尺寸：185 mm×260 mm
印　　张：13
字　　数：318 千字
出版时间：2020 年 12 月第 1 版
印刷时间：2020 年 12 月第 1 次印刷
责任编辑：郑　红　邓文君
封面设计：李　娜
责任校对：王玉宝

书　　号：ISBN 978-7-5591-2093-9
定　　价：115.00 元

联系电话：024-23284526
邮购热线：024-23284502
http://www.lnkj.com.cn

编委会名单

主　编　刘春娥　宫爱民

副主编　宋琴芬　宋芳华　于克玲

编　委　(以姓氏笔画为序)

于小娟	马屹芳	王　裕	王毅利	王晶晶
王　雪	王晓莉	王　怡	方育红	吕　雪
曲　岩	朱美誉	朱红令	刘　莹	孙丽华
李　玮	宋　炜	沈　桐	邵丽楠	张　洁
张意唯	房岩峰	姜　明	赵诗蓓	郭晓鹏
陶丹丹	戚　军	韩京润	韩殿丽	蒋　励
赛媛媛	霍楠楠			

主编简介

刘春娥，大连大学附属新华医院护理部主任，副教授，硕士研究生导师。兼任中华医学会整形外科学分会护理学组副组长、辽宁省护理学会护理管理专业委员会委员、大连市护理学会静脉治疗专业委员会主任委员。从事临床护理及护理管理32年，致力于老年护理及结直肠癌护理研究，具有丰富的结直肠癌护理经验。2011年在院内成立了"伤口造口失禁"管理门诊，建立了造口患者"玫瑰之家"微信平台。主持省、市级科研课题7项，获得成果奖5项，国家专利3项，发表核心论文17篇，主编、参编护理专著7部。

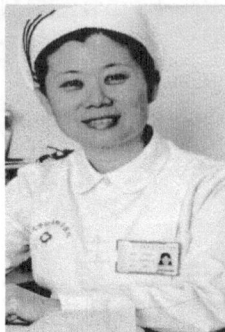

宫爱民，大连大学附属新华医院肛肠外科主任，主任医师，硕士研究生导师，中国抗癌协会辽宁省大肠癌专业委员会副主任委员，辽宁省临床营养中心会员，大连市中医药学会肛肠专业委员会委员，大连市医学会医疗事故技术鉴定专家库成员。从事普外及肛肠外科临床工作30余年，年手术数百例，在开展低位、超低位直肠癌切除并保留肛门的手术方式上，已形成自己完善的理论与实践。近年来开展的手助腹腔镜结直肠肿瘤切除，填补了大连市此项技术的空白。主持、参与"肛瘘切除肌瓣移植术的研究""直肠前突患者手术前后肛门动力变化研究"等省市级课题13项。"PR-350对结直肠癌细胞放射增敏的实验研究"等研究获得大连市科委、大连市科技进步三等奖2项，国家核心期刊发表文章10余篇。

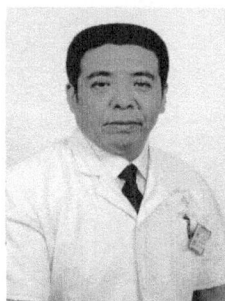

内容提要

编者根据临床结直肠癌患者在诊疗及康复过程中的现状，结合结直肠癌造口护理专科的发展，参阅大量国内外前沿文献，将相关理论知识和常见问题以问答形式并适当配以插图编写本书。全书分为结直肠癌诊疗与护理（上篇）和肠造口护理（下篇）两个部分，共十五章，上篇回顾了结直肠及癌症相关知识，结直肠癌筛查、诊断与治疗、心理、饮食、运动；下篇介绍了肠造口基础知识、肠造口用品、肠造口患者的术前术后护理、肠造口及其周围并发症护理、肠造口患者康复护理、复诊与随访、造口治疗师与专科门诊。列举了 243 项结直肠癌治疗护理及康复过程中存在的问题，并进行了深入的分析和解答，有针对性地提出了指导措施。本书指导性、针对性强，分析透彻，语言简洁通俗易懂，适用于临床医护人员、结直肠癌患者及家属阅读。

前　言

结直肠癌是常见的消化道恶性肿瘤，全球每年约有 120 万例患者被确诊，而有超过 60 万例患者直接或间接死于结直肠癌。我国结直肠癌发病率和死亡率在恶性肿瘤中均位居前 5 位，其中每年新发病例 37.6 万，死亡病例 19.1 万，已成为严重危害我国人民健康的疾病。

结直肠癌虽然发病率高，但随着对该疾病认识的逐渐深入，近年来新的治疗方法不断涌现，给患者带来了希望。结直肠癌患者可以通过手术及新辅助放化疗等方法对疾病进行有效治疗，延长患者的生存时间。但结直肠癌手术也给患者造成了巨大影响，使患者出现排泄障碍、消化困难等生理问题，发生各类心理障碍及社会适应困难。随着"快速康复外科"的发展，结直肠癌患者术后住院时间逐渐缩短，难以系统接受专业人员的康复指导，导致患者居家康复护理时感到迷茫、不知所措，同时也导致患者术后并发症的高发。因此，对结直肠癌患者术后康复进行指导，对于减少患者术后并发症，改善生命质量有重大意义。

肠造口作为结直肠癌手术最常见的方法之一，是挽救生命、延续生命的重要手段。目前结直肠癌造口患者日益增多，中国肠造口人数已超过 100 万，但临床对其关注仍远远不够，且患者面临一系列围手术期及康复期的护理问题，要求专业人员对肠造口患者及家属进行指导，这对于提高患者自我管理能力，提高生命质量至关重要。

我们以"提高结直肠癌患者生命质量"为出发点，将结直肠癌患者康复护理前沿、研究成果及临床实践经验进行搜集、整理、分类，最终汇编为《结直肠癌患者康复指导》一书，本着从临床实践着手，从患者角度出发，解决实际问题的原则，精简出了结直肠癌治疗护理康复知识中的重要内容，以言简意赅、通俗易懂的语言，介绍了结直肠癌康复过程中的基本内容，使医护人员、患者及家属便于掌握和操作。

我们期望本书能成为一本特色鲜明、科学实用的指导用书，成为医护人员、患者及家属的工具书，去疑解惑、指导实践，起到普及结直肠癌治疗护理康复相关知识作用，为广大患者提供一份支持与关爱。由于我们在结直肠癌康复护理方面开展时间较短，加之编者能力有限，因此书中难免出现疏漏与错误，欢迎广大读者批评指正。

编者

2019 年 6 月

目 录

下篇 肠造口护理

上篇　结直肠癌诊疗与护理

第一章　结直肠基础知识

第一节　结直肠的解剖结构

为了能更好地了解结直肠癌的发生，我们首先需要知道大肠的正常解剖结构。食物从口进入，依次经过食管（连接口和胃的管道）、胃、小肠，最后进入大肠。消化道的每一个器官都有特殊的消化功能，胃储存和搅拌食物，分泌酶和胃酸开始对食物消化，小肠是很长的消化管道，吸收脂肪、蛋白质和碳水化合物，小肠消化后剩下的残余物质进入大肠。大肠由结肠和直肠组成，大肠吸收水分，防止脱水，最终只有极少部分水分随大便（固体废渣）排出。

一、什么是结肠？结肠分为几部分？结肠的结构特征是什么？

结肠是腹腔内的管状器官，长约 1.5m，从右侧腹部延伸至左侧，形状像一个"门"字。小肠在右下腹通过一个如唇样结构（回盲瓣）与结肠相连。肠腔外面回盲结合处阑尾像蚯蚓一样突出。

结肠从右侧开始依次经过 5 个部分：升结肠、横结肠、降结肠、乙状结肠、直肠（肛门以上 15~18cm）（图 1-1）。结肠起始部的血液由从心脏分出的大血管供应。大血管即肠系膜血管，自大血管分出许多小的血管来供应小肠和大肠，因为各血管之间相互联络，即使有一条血管阻塞或手术中结扎也不影响血液供应。血管周围的脂肪中有淋巴结，这些淋巴结是免疫系统的一部分，在抗结肠癌的过程中起重要的作用。淋巴结是人体的一种免疫器官，就像人体的警察一样，能时刻监视人体受到的不良侵害。

结肠结构包括 4 层，由内向外分别为：黏膜层、黏膜下层、肌层（纵肌层及环肌层）和浆膜层（图 1-2）。黏膜层是结肠最里层，含有腺细胞，既吸收肠道水分，又向肠腔内分泌黏液。正常黏膜光泽，平滑而湿润，就像口腔一样，由数百万个细胞排列而成；当黏膜组织出现异常生长时，经过一定时间就会发展为息肉和（或）肿瘤。黏膜下层内含有细微的血管淋巴管供应结肠。再向外就是肌层，肌肉具有收缩性，可将结肠的食物残渣、水等内容物推向直肠，最终形成大便排出体外。最外面一层就是浆膜层。

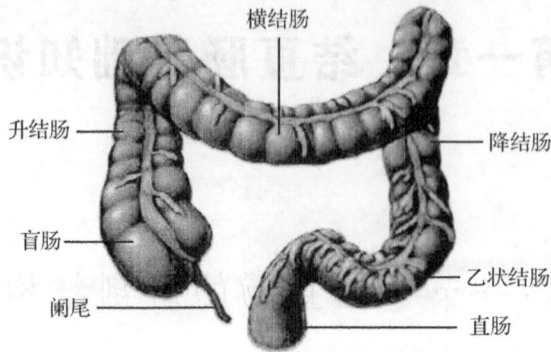

图 1-1　结肠解剖结构

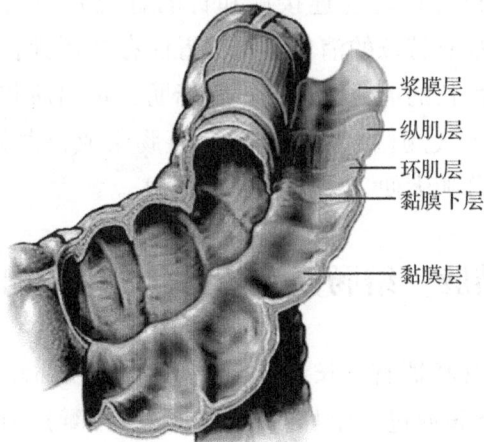

图 1-2　结肠黏膜结构

二、什么是直肠？直肠的结构特征是什么？

　　直肠为消化道的最末一段，长为 15～20cm，其行程不是直线而是有几个弯曲，它有 3 条横皱襞，其中 2 条在左，1 条在右，高度不同，从下面来看 3 个皱襞互相掩叠，围直肠一周，支载粪块。直肠近肛门的一段扩大成为直肠壶腹，里面有垂直皱襞的 6～10 条肛柱，肛柱上面有静脉丛。直肠终于肛门。肛门有肛门外括约肌及肛门内括约肌。肛门外括约肌是随意肌，属会阴肌。肛门内括约肌是肠内环肌加厚而成的，属平滑肌，其作用是于大便临完结的时候彻底清除残存在肛门管里的废物。直肠指在第 3 腰椎体前方起自乙状结肠，沿骶、尾骨前面下行，穿过盆膈移行于肛管的一段肠管。直肠是消化管位于盆腔下部的一段，全长 10～14cm。直肠并不直，在矢状面上形成 2 个明显的弯曲，即直肠骶曲和直肠会阴曲。在冠状面上也有 3 个凸向侧方的弯曲，但不恒定，一般中间较大的 1 个凸向左侧，上下 2 个凸向右侧。当临床进行直肠镜、乙状结肠镜检查时，应注意这些弯曲部位，以免损伤肠壁（图 1-3）。

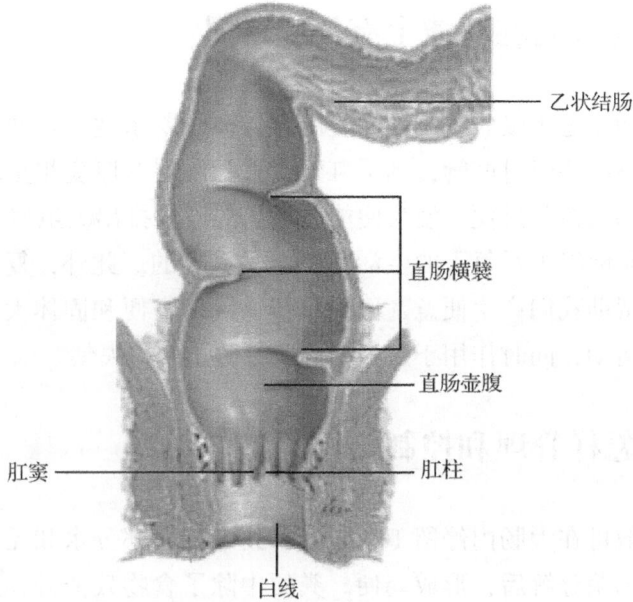

乙状结肠

直肠横襞

直肠壶腹

肛窦　　　　肛柱

白线

图 1-3　直肠解剖结构

第二节　结直肠的功能

一、结肠有哪些功能？

结肠的主要功能是吸收水分和电解质，形成、贮存和排泄粪便。水和钠的吸收主要在右半结肠，而降结肠和乙状结肠也吸收一些水分，但主要为贮存和排泄粪便。因此，若不及时排便，粪便在结肠内停留时间过久，粪便中的水分会被吸收，粪便变干变硬，引起排便困难。此外，结肠有分泌钾离子的功能，因而粪便中的钾离子浓度较小，肠内容物中的钾离子浓度较高。

二、直肠有哪些功能？

直肠有排便、吸收和分泌功能。可以吸收少量的水、盐、葡萄糖和一部分药物，也能分泌黏液以利排便。在正常情况下，直肠内无粪便，肛管呈关闭状态，排便时，结肠蠕动，储存于乙状结肠内的粪便下行进入直肠，使直肠壶腹膨胀，引起便意和肛管内括约肌反射性松弛，机体自主松弛肛管外括约肌，同时屏气增加腹压，使粪便排出体外。

三、结肠与直肠在功能上有什么不同？

结肠的主要功能是再吸收水分，而直肠就像一个蓄水池，排便前使大便膨胀成形。大便排出最终需要经过肛管，到了肛管，直肠肌层变厚变粗呈环状称为肛门括约肌，与直肠共同来控制排便，使大便能在适当的时候排出。虽然肛管只有 2~3cm 长，但其周围的肌肉组织对每天的生活都是至关重要的。此外，复杂的神经丛支配直肠感觉输入，帮助我们产生便意，区别气体、液体大便和固体大便。来自直肠的反射，促进肠道运动，同时作用于肛门括约肌，防止肛门失禁。

四、人体怎样管理和控制排便？

食物残渣一般可在大肠内停留 10h 以上，其中绝大部分水和无机盐被大肠黏膜吸收，剩余的经细菌分解后，形成粪便。粪便中除了食物残渣外，还包括脱落的肠上皮细胞、大量细菌、胆色素衍生物等。结肠也具有类似小肠的分节运动和蠕动，但频率较慢，这是与大肠吸收水分和暂时储存粪便的功能相适应的。结肠的另一运动形式——集团运动，是一种行进速度很快，移行很远的强烈蠕动。这种运动每天发生 3~4 次，通常发生于饭后。集团运动常自横结肠开始，可将一部分大肠内容物推送到结肠下端，直至推入直肠，引起便意。排便是一种反射动作，平时直肠内没有粪便，当集团蠕动将粪便推入直肠后，直肠内压升高，刺激直肠壁内的感受器，通过神经纤维传至脊椎腰骶部的初级排便中枢，同时传入冲动还上传至大脑皮层，引起便意。若条件许可，即可发生排便反射，肛门外括约肌舒张，将粪便排出体外。如果排便反射经常被抑制，就会逐渐使直肠对粪便的压力刺激失去正常的敏感性。粪便在大肠中停留过久，会因过多的水分被重新吸收而变得干硬，结果不易排出体外，这是产生便秘的原因之一。因此，养成规律的排便习惯是减少便秘的有效方法。排便的另一种异常现象是，当直肠黏膜由于炎症而使敏感性增高时，肠内只要有少量粪便、黏液就可以引起便意和排便反射，且在排便后总有未尽的感觉，临床上称为"里急后重"，常见于发生痢疾或肠炎时。

第二章 结直肠癌相关知识

第一节 癌症基础知识

随着人们生活方式的改变，疾病谱也在发生改变，慢性病（非传染性疾病）是全球死亡的主要原因，癌症为第二位致死性疾病。

一、什么是癌？癌有什么特征？正常组织为什么会发生癌变？

人的身体是由许多不同类型的细胞组成的，每一种细胞都有其特殊的功能，正常的细胞遵循规则的生长期，生长范围有限，生长在相应的器官或结构边缘，就像除了肺脏在任何地方都找不到一个正常的肺脏细胞。所有细胞都有正常的寿命期或细胞周期，尽管可再生（通过分化），但最终还是死亡。

当一些细胞不按照正常细胞周期生长时，就会发生癌变。这些细胞无限制地生长，侵犯其他组织，某些情况下它们甚至穿透局部淋巴管和血管，转移至远处其他器官。癌细胞在远处其他器官繁殖生长，称为转移，这些细胞独立生长没有限制，会造成更大的损伤。

正常人都有 23 对染色体，每对染色体分别来自父母，它储存了所有的信息来决定组织细胞的发生、分化、生长及死亡。染色体决定人类的发展，每一条染色体包括数千种指令来决定性别、眼睛的颜色及各种身体特征，就像电脑程序的密码一样，重要的信息都储存在脱氧核糖核酸（Deoxyribonucleic Acid, DNA）内，DNA 是组成染色体的基础。体内的每一个细胞依靠这些信息来促进成长、发挥功能，应对各种特殊情况。细胞分化时，DNA 通过复制使每一个新生细胞内都有完整的代码。有些时候，在复制过程中就会出现错误，称为突变，突变会影响正常的细胞周期，使细胞向有害的、恶性的方向转变。恶性细胞通常情况下可以被免疫系统识别破坏，但有时候也不易发现，这种情况下，细胞生长出现错误，就能成为癌性细胞。癌性细胞生长能力很强，不受限制，能侵犯邻近结构，或者扩散到其他器官。

基因错误可以遗传，也可以自发出现。遗传性基因错误称为胚层突变，DNA 出现新的错误称为自发突变。某些特定的物质引起 DNA 基因发生错误而诱发癌症，例如，日照辐射是引起皮肤癌的主要原因，石棉和氡气会引起肺癌；有些化学物质，如苯可以引起多种癌症。致癌物质会引起癌症，物质致癌也说明了环境在癌症的发生过程中起重要的作用。DNA 种系错误可以代代相传，引起遗传性癌症。家族史阳性是结肠癌发生的重要危险因素，因为相同的基因错误可以由父母遗传至子女。

二、癌症的病因有哪些类型？

恶性肿瘤的病因尚未完全了解。目前较为明确的与癌症有关的因素可分为外源性和内源性两大类：

（一）外源性因素

1. 生活习惯。如吸烟等不良生活习惯，与癌症发生密切相关。约 1/3 因癌症而死亡的患者与吸烟有关，吸烟是肺癌的主要危险因素。摄入大量烈性酒可导致口腔、咽喉、食管恶性肿瘤的发生。高能量、高脂肪食品可增加乳腺癌、子宫内膜癌、前列腺癌、结肠癌的发病率。饮用污染水、吃霉变食物可诱发肝癌、食管癌、胃癌。

2. 环境污染与职业性。空气、饮水、食物的污染均可对人类造成严重危害。世界卫生组织已公布的与环境有关的致癌性物质包括：砷、石棉、联苯胺、4-氨基联苯、铬、己烯雌酚、放射性氡气、煤焦油、矿物油、偶联雌激素等。环境中的这些化学的或物理的致癌物通过体表、呼吸和消化道进入人体，诱发癌症。

3. 天然及生物因素。天然因素也可以致癌，例如在一定条件下紫外线可引起皮肤癌。生物因素主要为病毒，其中 1/3 为 DNA 病毒，2/3 为 RNA 病毒。DNA 病毒如 EB 病毒与鼻咽癌、伯基特淋巴瘤有关，人类乳头状病毒感染与宫颈癌有关，乙型肝炎病毒与肝癌有关。RNA 病毒如 T 细胞白血病/淋巴瘤病毒与 T 细胞白血病/淋巴瘤有关。此外，细菌、寄生虫、真菌在一定条件下均可致癌，如幽门螺杆菌感染与胃癌发生有关系，埃及血吸虫病被证实可诱发膀胱癌，黄曲霉菌及其毒素可致肝癌。

4. 慢性刺激与创伤。创伤和局部慢性刺激，如烧伤深瘢痕和皮肤慢性溃疡均可能发生癌变等。

5. 医源性因素。如电离辐射，如 X 线、放射性核素可引起皮肤癌、白血病等；细胞毒药物、激素、砷剂、免疫抑制剂等均有致癌的可能性。

（二）内源性因素

1. 遗传因素。真正直接遗传的肿瘤只是少数不常见的肿瘤，遗传因素在大多数肿瘤发生中的作用是增加了机体发生肿瘤的倾向性和对致癌因子的易感性，即所谓的遗传易感性，包括染色体不稳定、基因不稳定以及微卫星不稳定。如家族性结肠腺瘤性息肉者，因存在胚系细胞 APC 基因突变，40 岁以后大部分均有大肠癌变；

Brca-1、Brca-2 突变与乳腺癌发生相关，发生率达 80% 以上。

2. 免疫因素。先天性或后天性免疫缺陷易发生恶性肿瘤，如丙种蛋白缺乏症患者易患白血病和淋巴造血系统肿瘤，获得性免疫缺陷综合征（Acquired Immune Deficiency Syndrome，AIDS）患者恶性肿瘤发生率明显增高。但大多数恶性肿瘤发生于免疫机能"正常"的人群，主要原因在于肿瘤能逃脱免疫系统的监视并破坏机体免疫系统，机制尚不完全清楚。

3. 内分泌因素。体内激素水平异常是癌症诱发因素之一，如雌激素和催乳素与乳腺癌有关，生长激素可以刺激癌的发展。

三、癌症的临床表现有哪些？

癌症的临床表现因其所在的器官、部位以及发展程度不同而不同，但恶性肿瘤早期多无明显症状，即便有症状也常无特异性，等患者出现特异性症状时，肿瘤常已经属于晚期。一般将癌症的临床表现分为局部表现和全身症状两个方面。

（一）癌症的局部表现

1. 肿块。癌细胞恶性增殖所形成的，可用手在体表或深部触摸到。甲状腺、腮腺或乳腺癌可在皮下较浅部位触摸到。肿瘤转移到淋巴结，可导致淋巴结肿大，某些表浅淋巴结，如颈部淋巴结和腋窝淋巴结容易触摸到。至于在身体较深部位的胃癌、胰腺癌等，则要用力按压才可触摸到。

2. 疼痛。肿瘤的膨胀性生长或破溃、感染等使末梢神经或神经干受刺激或压迫，可出现局部疼痛。出现疼痛往往提示癌症已进入中、晚期。开始多为隐痛或钝痛，夜间明显。以后逐渐加重，变得难以忍受，昼夜不停，尤以夜间明显。一般止痛药效果差。

3. 溃疡。体表或胃肠道的肿瘤，若生长过快，可因供血不足出现组织坏死或因继发感染而形成溃烂。如某些乳腺癌可在乳房处出现火山口样或菜花样溃疡，分泌血性分泌物，并发感染时可有恶臭味。

4. 出血。癌组织侵犯血管或癌组织小血管破裂可造成出血。如肺癌患者可咯血或痰中带血，胃癌、食管癌、结肠癌则可呕血或便血，泌尿系统肿瘤可出现血尿，子宫颈癌可有阴道流血，肝癌破裂可引起腹腔内出血。

5. 梗阻。癌组织迅速生长而造成空腔脏器的梗阻。当梗阻部位在呼吸道即可发生呼吸困难、肺不张，食管癌梗阻食管则吞咽困难，胆道部位的癌可以阻塞胆总管而发生黄疸，膀胱癌阻塞尿道而出现排尿困难等，胃癌伴幽门梗阻可引起餐后上腹饱胀、呕吐等。

6. 其他。颅内肿瘤可引起视力障碍（压迫视神经）、面瘫（压迫面神经）等多种神经系统症状，骨肿瘤侵犯骨骼可导致骨折，肝癌引起血浆白蛋白减少而致腹水等。肿瘤转移可以出现相应的症状，如区域淋巴结肿大，肺癌胸膜转移引起的癌性胸水等。

（二）全身症状

早期恶性肿瘤多无明显的全身症状。部分患者可出现体重减轻、食欲不振、恶病质、大量出汗（夜间盗汗）、贫血、乏力等非特异性症状。此外，10%~20%的肿瘤患者在发病前或发病时会产生与转移、消耗无关的全身和系统症状，称肿瘤旁副综合征，表现为肿瘤热、恶病质、高钙血症、抗利尿激素异常分泌综合征、类癌综合征等。

四、癌症的转移方式有哪几种？

癌细胞可通过直接蔓延、淋巴、血行和种植4种方式转移至邻近和远处组织器官。直接蔓延为癌细胞浸润性生长所致，与原发灶连续，如直肠癌、子宫颈癌侵犯骨盆壁；淋巴道转移多数情况为区域淋巴结转移，但也可出现跳跃式不经区域淋巴结而转移至远处的；血行转移为肿瘤细胞经体循环静脉系统、门静脉系统、椎旁静脉系统等播散到其他组织器官；种植性转移为肿瘤细胞脱落后在体腔或空腔脏器内的转移，最多见的为胃癌种植到盆腔。

五、癌症如何进行分期？

目前国内外公认的肠癌分期标准是 2003 年修改的国际抗癌联盟（International Union Against Cancer, UICC）和美国肿瘤联合会（American Joint Committee on Cancer, AJCC）联合制定的 TNM 分期法。

对恶性肿瘤的分期有助于合理制订治疗方案，正确地评价疗效和判断治疗预后。国际抗癌联盟提出的 TNM 分期法是目前广泛采用的分期方法。在 TNM 分期系统中，T 指原发肿瘤，N 为淋巴结，M 为远处转移。

T 分期（Tumor）代表肿瘤的发展程度，可分为：

TX：无法找到原发性肿瘤或定义分期。

T0：没有原发性肿瘤的存在。

Tis：原位癌。

T1~T4：根据肿瘤大小及生长扩散情形。

N 分期（Lymph Node）表示依照淋巴结受到的影响情况分成：

NX：无法确定淋巴结影响分期。

N0：无局部淋巴结转移的癌细胞。

N1~N3：淋巴结转移的情形。

M 分期（Migration）则是根据远端转移的情形分成：

MX：无法确定远端转移的分期。

M0：没有远端转移发生。

M1：已产生远端转移。

不同的 T、N、M 组合诊断为不同的期别，各种肿瘤的 TNM 分期标准由各专业会议协定。有些肿瘤的治疗和预后与病理分级或浸润深度有关，因此也可以采用其他的一些分期方法。

六、癌症的检查方法有哪些？

（一）肿瘤标记物

虽然肿瘤标记物缺乏特异性，但在辅助诊断和判断预后等方面仍有一定价值。主要包括酶学检查，如碱性磷酸酶，在肝癌和骨肉瘤患者可明显升高；糖蛋白，如肺癌血清 α 酸性糖蛋白可有升高，消化系统肿瘤 CA 19-9 等增高；肿瘤相关抗原，如癌胚抗原（Carcinoembryonic Antigen，CEA）在胃肠道肿瘤、肺癌、乳腺癌中可出现增高，甲胎蛋白（Alpha Fetoprotein，AFP）在肝癌和恶性畸胎瘤中可增高。

（二）基因检测

基因检测包括基因表达产物的检测，基因扩增检测和基因突变检测，可确定是否有肿瘤或癌变的特定基因存在，从而做出诊断。

（三）影像学检查

1. X 线检查。包括透视与平片，如部分外周性肺癌、骨肿瘤可以在平片上出现特定的阴影；造影检查，如上消化道造影可能发现食管癌、胃癌等，钡灌肠可以显示结肠癌等；特殊 X 线显影术，如钼靶摄影用于乳腺癌的检查。

2. 超声检查。简单、无创，广泛用于肝、胆、胰、脾、肾、甲状腺、乳腺等部位的检查，并可在超声引导下进行肿物的穿刺活检，成功率较高。

3. 计算机断层扫描（Computed Tomography，CT）检查。常用于颅内肿瘤、实质性脏器肿瘤、实质性肿块及淋巴结等的诊断与鉴别诊断。CT 检查分辨率高，显像清楚，可以在无症状情况下发现某些特定器官的早期肿瘤。低剂量螺旋 CT 可以降低对人体的放射线照射剂量，而图像清晰程度也能满足临床需求，从而可以实现对某些特定部位肿瘤的高危人群进行大面积筛查，如肺癌的早期筛查，已经取得了良好的效果。

4. 放射性核素显像。根据不同肿瘤对不同元素的摄取不同，应用不同的放射性核素对肿瘤进行显像。对骨肿瘤诊断的阳性率较高，还可用于显示甲状腺肿瘤、肝肿瘤、脑肿瘤等。

5. 磁共振（Magnetic Resonance Imaging，MRI）。与 CT 相比，对比分辨力更好，

没有骨伪影干扰，并可显示任何截面，是检查中枢神经系统和脊髓肿瘤的首选方法。对观察肿瘤和血管关系、纵隔肿瘤和肿大淋巴结、盆腔肿瘤也有一定价值。

6. 正电子发射断层显像（Positron Emission Tomography，PET）。以正电子核素标记为示踪剂，通过正电子产生的 γ 光子，重建出示踪剂在体内的断层图像，是一项能够反映组织代谢水平的显像技术，对实体肿瘤的定性诊断和转移灶的检查准确率较高。

（四）内镜检查

内镜检查是应用腔镜和内镜技术直接观察空腔脏器和体腔内的肿瘤或其他病变，并可取组织或细胞进行组织病理学诊断，常用的有胃镜、支气管镜、结肠镜、直肠镜、腹腔镜、胸腔镜、子宫镜、阴道镜、膀胱镜、输尿管镜等。

（五）病理学检查

病理学检查为目前具有确诊意义的检查手段，包括临床细胞学检查与病理组织学检查。

1. 临床细胞学检查。包括体液自然脱落细胞检查，如痰液、尿液沉渣、胸腔积液、腹腔积液的细胞学检查以及阴道涂片检查等；黏膜细胞检查，如食管拉网、胃黏膜洗脱液、宫颈刮片以及内镜下肿瘤表面刷脱细胞；细针吸取细胞检查，如用针和注射器吸取肿瘤细胞进行涂片染色检查等。细胞学检查取材简单，应用广泛，但多数情况下仅能做出细胞学定性诊断，有时诊断困难。

2. 病理组织学检查。根据肿瘤所在不同部位、大小、性质而采取不同的取材方法。空腔脏器黏膜的表浅肿瘤，多在内镜检查时获取组织进行病理学检查；位于深部或体表较大而完整的肿瘤宜行穿刺活检；手术时切取部分肿瘤组织进行快速病理学检查。对色素性结节或痣一般不做切取或穿刺活检，应该完整切除检查。各类活检均有促使恶性肿瘤扩散的潜在可能性，需要在术前短期内或术中施行。

七、癌症的治疗手段有哪些？

癌症有很多种，其性质类型各异、累及的组织和器官不同、病期不同、对各种治疗的反应也不同，因此大部分患者需要进行综合治疗。所谓综合治疗就是根据患者的身体状况、肿瘤的病理类型、侵犯范围等情况，综合采用手术、化疗、放疗、免疫治疗、中医中药治疗、介入治疗、微波治疗等手段，以期较大幅度地提高治愈率，并改善患者的生活质量。

（一）手术治疗

理论上，若是以手术完全移除肿瘤细胞，肿瘤是可以被治愈的。对早期或较早期实体肿瘤来说，手术切除仍然是首选的治疗方法。根据手术的目的不同，可分为以下几种：

1. 根治性手术。由于恶性肿瘤生长快，表面没有包膜，它和周围正常组织没有明显的界线，局部浸润明显，并可通过淋巴管转移。因此，手术要把肿瘤及其周围一定范围的正常组织和可能受侵犯的淋巴结彻底切除。这种手术适合于肿瘤范围较局限、没有远处转移、体质好的患者。根据切除范围不同分为肿瘤切除术、广泛切除术、根治术和扩大根治术。

2. 姑息性手术。肿瘤范围较广，已有转移而不能做根治性手术的晚期患者，为减轻痛苦，维持营养和延长生命，可以只切除部分肿瘤或做些减轻症状的手术，如造瘘术、消化道短路等手术。晚期肿瘤可以做肿瘤的大部分切除，降低瘤负荷，为以后的放、化疗或其他治疗奠定基础。如晚期卵巢癌可姑息性切除大部分卵巢肿瘤，化疗后进行二次手术，切除残留病灶，可明显延长患者生存期。

3. 诊断性手术。通过不同的手术方式获得肿瘤病理学检查的标本，如穿刺取材或术中切取小块组织等。对深部的内脏肿物，需要开胸、开腹或开颅检查，术中病理检查证实后，则立即进行治疗性手术。

4. 预防性手术。用于癌前病变，防止其发生恶变或发展成进展期癌，如家族性结肠息肉病的患者，可以通过预防性结肠切除而获益，因这类患者若不切除结肠，40 岁以后约有一半可发展成结肠癌，70 岁以后几乎 100% 发展成结肠癌。子宫颈严重异性增生时可行子宫颈锥切术，预防宫颈癌的发生。乳腺癌易感基因 1 抗原（Breast Cancer Susceptibility Gene 1 Antigen，BRCA1）和 BRCA2 有突变的遗传性乳腺癌家族成员，可行双侧乳腺预防性切除。

5. 转移灶的手术。对于单个的肺、肝、骨等转移灶，行切除治疗，仍可争取 5 年生存率。如原发性肺癌仅有骨的单个转移病灶，而原发性肺癌又可彻底切除者，可同时或先后行原发灶加转移灶的切除手术。

（二）化学治疗

化学治疗是用可以杀死癌细胞的药物治疗癌症的方法。由于癌细胞与正常细胞最大的不同处在于快速的细胞分裂及生长，所以抗癌药物的作用原理通常是借由干扰细胞分裂的机制来抑制癌细胞的生长，譬如抑制 DNA 复制或是阻止染色体分离。多数的化疗药物都没有专一性，所以会同时杀死进行细胞分裂的正常组织细胞，因而常伤害需要进行分裂以维持正常功能的健康组织，例如肠黏膜细胞。不过这些组织通常在化疗后也能自行修复。因为有些药品合并使用可获得更好的效果，化学疗法常同时使用两种或以上的药物，称作"综合化学疗法"，大多数病患的化疗都使用这样的方式进行。

（三）放射治疗

放射治疗也称放疗、辐射疗法，是使用辐射线杀死肿瘤细胞，缩小肿瘤。放射治疗可经由体外放射治疗或体内接近放射治疗。由于癌细胞的生长和分裂都较正常细胞快，借由辐射线破坏细胞的遗传物质，可阻止细胞生长或分裂，进而控制癌细胞的生长。不过放射治疗的效果仅能局限在接受照射的区域内。放射治疗的目标则是要尽可能地破坏所有癌细胞，同时尽量减少对邻近健康组织的影响。虽然辐射线照射对癌细胞和正常细胞都会造成损伤，但大多数正常细胞可从放射治疗的伤害中恢复。

（四）靶向治疗

靶向治疗从 20 世纪 90 年代后期开始在治疗某些类型癌症上得到明显的效果，与化疗一样可以有效治疗癌症，但是副作用与化疗相较之下减少许多。在目前也是一个非常活跃的研究领域。这项治疗的原理是使用具有特异性对抗癌细胞的不正常或失调蛋白质的小分子，例如，酪氨酸磷酸酶抑制剂，治疗表皮生长因子受体（Epidermal Growth Factor Receptor，EGFR）敏感突变的非小细胞肺癌，疗效显著，但耐药基因的出现是目前阻碍进一步提高疗效的主要障碍。

（五）免疫疗法

免疫疗法是利用人体内的免疫机制来对抗肿瘤细胞。已经有许多对抗肿瘤的免疫疗法在研究中。目前较有进展的就是癌症疫苗疗法和单克隆抗体疗法，而免疫细胞疗法则是最近这几年最新发展的治疗技术。

（六）中医中药治疗

中医中药治疗配合手术、放化疗可以减轻放化疗的毒副作用，促进患者恢复，增强对放化疗的耐受力。

（七）基因治疗

基因治疗通过外源基因导入人体以纠正基因缺陷的方法，目前，恶性肿瘤基因治疗的概念已从纠正基因缺陷扩大到将外源基因导入人体，最终达到直接或间接抑制或杀伤肿瘤细胞的目的。

（八）内分泌治疗

内分泌治疗某些肿瘤的发生和生长，是与体内激素有密切关系的，因此可以通过改变内分泌状况来进行治疗。如性激素可以用于乳腺癌、前列腺癌、子宫内膜癌的姑息治疗。

（九）高温治疗

高温治疗近 10 余年来发展的微波热疗技术、超声聚焦及射频技术等，是利用局部高温使癌细胞受热坏死，较少伤及正常组织，简便、安全。

（十）激光治疗

激光治疗利用激光的能力密度高、平行性好、定位准确等优点，经适度聚焦后对病灶做无血切除术。

（十一）冷冻治疗

冷冻时细胞内外形成冰晶，造成癌细胞损伤。可用于体表肿瘤或内脏肿瘤。

第二节 结直肠癌基础知识

国际癌症研究机构（International Agency for Research on Cancer，IARC）报告指出，2012 年全球结直肠癌新发病例约 136.06 万例，死亡 69.39 万例。在美国，直肠癌的发病率排在所有恶性肿瘤的第 4 位，同时其死亡率更是排名第 2 位。依据国家肿瘤登记中心（The National Central Cancer Registry of China，NCCR）数据预测，2015 年中国结直肠癌新发病例约 37.63 万例，死亡 19.1 万例，是五大主要致死癌症之一。

一、什么是结直肠癌？

结直肠癌是最常见的消化道恶性肿瘤之一。结直肠癌是指大肠黏膜上皮在环境或遗传等多种致癌因素作用下发生的恶性病变，根据发生部位的不同分为结肠癌和直肠癌。由于癌瘤生长速度缓慢，因此，一般早期不易引起注意，一旦症状出现，通过 X 线钡灌肠和结肠镜检查，多数可发现病灶。结肠癌可以出现在结肠的任何部位，其临床表现也各不一样。结肠管径比较大，因此出现症状通常比直肠癌要晚些。

直肠癌通常好发于直肠齿状线附近，因为这里是大肠黏膜性质发生改变的部位，另外粪便经过时易产生摩擦，更易引起该处黏膜发生突变，发生恶性肿瘤。起源于盲肠黏膜的恶性肿瘤一般属于结直肠癌。

结直肠癌起源于黏膜层的腺细胞，起源于腺细胞的癌性肿瘤称为腺癌，肿瘤变大后就会侵入结肠黏膜其他细胞，接着就会扩散到黏膜下层的血管和淋巴管道，再沿淋巴管转移到邻近淋巴结或远处器官。肿瘤侵犯结肠壁越深，远处转移的危险越高，患者和治疗效果越差。

二、哪些因素可以导致结直肠癌的发生？

目前结直肠癌的病因尚未明确，可能与下列因素有关。

（一）饮食因素

一般认为高脂食谱与食物纤维不足是主要发病原因。高脂肪饮食，特别是含饱和脂肪酸的饮食，食用后使肠内的胆酸、胆固醇含量增加，在肠道细菌的作用下，两者的代谢产物可能成为结直肠癌的致病物质。食物纤维（如纤维素、果胶、半纤维、木质素等）能稀释肠内残留物，增加粪便量，加快粪便的肠道排空，从而减少致癌物与大肠黏膜接触的机会。因此提倡进食富含纤维的食物，这样可以减少结直肠癌的发病机会。

（二）结肠息肉

结肠息肉患者的发病率是无结肠息肉者的 6 倍。结肠息肉主要为管状腺瘤和乳头状腺瘤。组织病理学证实，结肠腺瘤可癌变，而乳头状腺瘤的癌变率可达 40% ~ 50% 。

（三）慢性大肠炎症

溃疡性结肠炎患者的发病率高于正常人群 5 ~ 10 倍，慢性细菌性痢疾、慢性阿米巴肠病以及克罗恩病患者发生结直肠癌的概率比同年龄正常人群高。研究证实，在炎症增生过程中，可形成炎性息肉，进而发生癌变，但所需时间长，比结肠息肉患者的结直肠癌发生率略低。

（四）其他因素

广泛存在于腌制食品中的亚硝胺类化合物，可能也是结直肠癌的致病因素之一。女性生殖系癌经放射治疗后，常引起放射性直肠、结肠炎，少数可发生癌变。慢性血吸虫病，因肠壁虫卵沉积与毒素刺激，导致肠黏膜慢性溃疡、上皮增生、炎性息肉形成等，进而会引起癌变。

三、什么是结肠息肉？

息肉是结肠黏膜表面的异常突起，不仅发生在结肠黏膜，也可以发生在鼻、胃及小肠。息肉可分为有蒂和无蒂。不同形态的结肠息肉发生癌变的概率不一样，大部分结肠息肉可以通过肠镜进行切除，但是部分结肠息肉需要进行经腹部肠段切除手术。

四、结肠息肉都可能癌变吗？哪些息肉更容易发生癌变？

结肠息肉按组织学分为：增生性息肉、炎症性息肉、腺瘤性息肉和错构瘤。息肉有良性和恶性之分，大部分的息肉都是良性的，不具备侵犯和播散的能力，也并非所有的息肉都具有癌变倾向。

腺瘤性息肉是肠上皮生长的新生物，有癌变倾向，是由结肠黏膜腺体组成的，病理结果可以确定性质，分为管状腺瘤、绒毛状腺瘤、管状绒毛状腺瘤（称为混合性腺瘤）。腺瘤性息肉是癌前病变，随着时间的推移，它们会逐步增大，转变成癌。但是，并非所有的腺瘤都会癌变，由良性的腺瘤转变为恶性肿瘤的过程称为腺瘤癌序列。正常组织转变成癌并非是一天或一周完成的，一枚结肠息肉转变为结肠癌，很有可能需要数年的时间。从腺瘤到癌的转变，显微镜下可以观察到结肠细胞的特征性改变。腺瘤性息肉改变的早期阶段称为异型增生，当只有少数细胞改变而大多数细胞正常时，称为轻度异型增生；当绝大部分细胞改变时称为重度异型增生。异型增生是异常改变的第一个迹象，但是这些息肉仍被认为是良性的，因为它们并没有侵入结肠壁，没有转移的能力。局限在黏膜层的重度异型增生被称为原位癌，一旦异常的细胞穿透至黏膜下层，肿瘤变成具有浸润性的癌，意味着它具有侵犯周围和远处组织的能力，变成真正意义上的癌。

息肉的癌变倾向取决于病理类型和大小：息肉越大，越容易癌变；绒毛状腺瘤的癌变概率要高于管状腺瘤。

五、结直肠癌有哪些前期预警症状？

对于没有医学专业知识的普通人，重视大肠相关的前期预警状况，同样可以做到前期发现肿瘤。

（一）大便带血

结直肠癌起病隐匿且位置较深，早期仅在大便化验时提示大便隐血阳性，随着病情加重才开始出现黏液血便。而直肠癌的首发症状则往往是血便，对于原来有痔疮的患者尤需警惕，否则容易造成漏诊。

（二）排便习惯改变

当大肠肿瘤体积较大且糜烂、溃疡时才会出现大便习惯改变，如便秘或腹泻。直肠溃疡表现为大便次数增多，且每次排便量较少，常伴有排便不尽感。直肠癌会引起局部肠腔狭窄，进而出现大便变细、变形。

（三）腹部不适

结直肠癌在肠道中的占位效应往往会引起肠道功能紊乱，甚至梗阻，常常表现为腹胀、腹痛。这种腹痛多表现为持续性，早期多为轻度隐痛，随着病情进展，疼痛程度逐渐加重。

（四）贫血或消瘦

结直肠癌生长迅速，消耗大量营养，同时合并肠道的慢性出血，有些患者首发为脸色苍白、乏力等贫血症状及低热、进行性消瘦等症状。

（五）腹部包块

很多患者第一次来就诊是因为自己摸到肚子里的包块，当包块位置较固定，并且表面可触及多发结节的时候，一般提示肿瘤可能比较大。

结直肠癌早期一般症状不典型，容易被忽略，但对于上述症状应给予充分重视，及早就诊，及早诊断，完全有可能治愈结直肠癌。

六、结直肠癌的临床表现有哪些？

结直肠癌早期可以无明显症状，可能出现一些排便习惯的改变及大便性状改变的非特异性症状，容易被忽略。随着癌肿发展，症状逐渐出现，表现为大便习惯改变、腹痛、便血、腹部包块、肠梗阻等，伴或不伴贫血、发热和消瘦等全身症状。肿瘤因转移、浸润可引起受累器官的改变。大肠癌因其发病部位不同而表现出不同的临床症状及体征。

（一）右半结肠癌

1. 腹痛。右半结肠癌有 70%~80% 的患者有腹痛，多为隐痛。

2. 贫血。因癌灶的坏死、脱落、慢性失血而引起，有 50%~60% 的患者血红蛋白低于 100g/L。

3. 腹部肿块。腹部肿块也是右半结肠的常见症状。

4. 肠梗阻。多为晚期症状。呈慢性、低位、不完全性肠梗阻，表现为便秘、腹胀，有时伴腹部胀痛或阵发性绞痛，进食后症状加重。当发生完全性梗阻时，症状加剧，部分患者可出现呕吐，呕吐物为粪汁样。

（二）左半结肠癌

1. 便血、黏液血便。70%以上可出现便血或黏液血便。

2. 腹痛。约60%出现腹痛，腹痛可为隐痛，当出现梗阻表现时，也可表现为腹部绞痛。

3. 腹部肿块。40%左右的患者可触及左下腹肿块。

（三）直肠癌

1. 直肠刺激症状。癌肿刺激直肠产生频繁便意，引起排便习惯改变，便前常有肛门下坠、里急后重和排便不尽感；晚期可出现下腹部痛。

2. 黏液血便。为直肠癌患者最常见的临床症状，80%~90%患者在早期即出现便血。癌肿破溃后，可出现血性和黏液性大便，多附于粪便表面；严重感染时可出现脓血便。

3. 粪便变细和排便困难。癌肿增大引起肠管狭窄，表现为肠蠕动亢进，腹痛、腹胀、粪便变细和排便困难等慢性肠梗阻症状。

4. 转移症状。当癌肿穿透肠壁，侵犯前列腺、膀胱时可发生尿道刺激征、血尿、排尿困难等；浸润骶前神经则发生骶尾部、会阴部持续性剧痛、坠胀感。女性直肠癌可侵及阴道后壁，引起白带增多；若穿透阴道后壁，则可导致直肠阴道瘘，可见粪质及血性分泌物从阴道排出。发生远处脏器转移时，可出现相应脏器的临床症状。

七、结直肠癌的病理与分型？

（一）大体分型（图 2-1）

1. 隆起型。肿瘤的主体向肠腔内突出，呈结节状、息肉状或菜花状隆起，境界清楚，有蒂或广基，表面坏死、脱落可形成溃疡。该溃疡较浅，使肿瘤外观如盘状，称盘状型，是隆起型的亚型。溃疡底部一般高于周围肠黏膜。

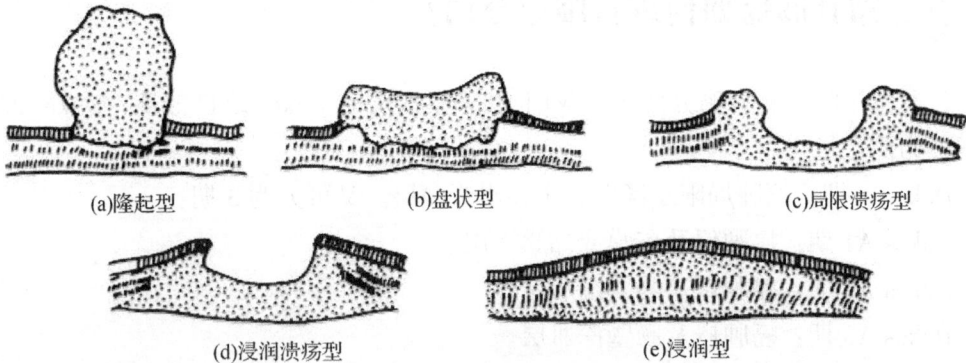

(a)隆起型　　　　　　　(b)盘状型　　　　　　　(c)局限溃疡型

(d)浸润溃疡型　　　　　　　(e)浸润型

图 2-1　结直肠癌的分型

2. 溃疡型。最为常见。此型肿瘤中央形成较深的溃疡，溃疡底部深大或超过肌层。根据溃疡外形及生长情况又可分为两个亚型：

（1）局限溃疡型：溃疡呈火山口状外观，中央坏死凹陷，边缘为围堤状明显隆起于肠黏膜表面。

（2）浸润溃疡型：主要向肠壁浸润性生长使肠壁增厚，继而肿瘤中央坏死脱落形成凹陷型溃疡。溃疡四周为辅以肠黏膜的肿瘤组织，略呈斜坡状隆起。

3. 浸润型。此型肿瘤以向肠壁各层呈浸润生长为特点。病灶处肠壁增厚，表面黏膜皱襞增粗、不规则或消失变平。早期多无溃疡，后期可出现浅表溃疡。

4. 胶样型。当肿瘤组织中形成大量黏液时，肿瘤剖面可呈半透明之胶状，称胶样型，此类型见于黏液腺癌。隆起型较多见于早期阶段的肿瘤，浸润较浅，随着肿瘤体积增大，中央形成深浅不一的溃疡，同时向肠壁深层浸润，遂呈现盘状或局限溃疡型的外观。右半结肠的肿瘤以隆起型及局部溃疡型为多见，左半结肠癌则以浸润型为多见，且常可导致肠管的环形狭窄。

（二）组织学分型

1. 腺癌。高分化、中分化及低分化腺癌。

2. 黏液腺癌。预后较腺癌差。

3. 未分化癌。癌细胞呈不规则片状或团块状浸润性生长，易侵入小血管和淋巴管，预后最差。

4. 其他。如腺鳞癌、鳞状细胞癌，临床罕见。

（三）恶性程度

1. Ⅰ级：为高分化，恶性度低。

2. Ⅱ级：为中等分化，恶性度一般。

3. Ⅲ级：属低分化，恶性度高。

4. Ⅳ级：未分化癌。

八、结直肠癌如何进行临床分期？

目前常用的结直肠癌分期法是我国 1984 年提出的 Dukes 改良分期，Dukes 改良分期更为简化且应用方便。

Dukes A 期：癌肿局限于肠壁，未突出浆膜层。又可分为 3 期：

Dukes A1 期：癌肿侵及黏膜或黏膜下层。

Dukes A2 期：癌肿侵及肠壁浅肌层。

Dukes A3 期：癌肿侵及肠壁深肌层。

Dukes B 期：癌肿侵入浆膜或浆膜外组织、器官，尚能整块切除，但未发生淋巴结转移。

Dukes C 期：癌肿侵及肠壁任何一层，但有淋巴结转移。可分为两期：

Dukes C1 期：淋巴结转移仅限于癌肿附近。

Dukes C2 期：淋巴转移到系膜及其概况淋巴结。

Dukes D 期：已发生远处转移或腹腔转移或广泛侵及附近脏器。

九、结直肠癌常见的浸润形式是什么？

结直肠癌最常见的浸润形式是局部侵犯，肿瘤侵及周围组织或器官，造成相应的临床症状。肛门失禁、下腹及腰骶部持续疼痛是直肠癌侵及骶神经丛所致。肿瘤细胞种植转移到腹盆腔，形成相应的症状和体征，直肠指检可在膀胱直肠窝或子宫直肠窝内扪及块状物，肿瘤在腹盆腔内广泛种植转移，形成腹腔积液。

十、结直肠癌主要的转移方式有哪些？

结直肠癌的远处转移主要有两种方式：淋巴转移和血行转移。肿瘤细胞通过淋巴管转移至淋巴结，淋巴结是哺乳类动物特有的周围淋巴器官，由淋巴细胞集合而成。淋巴结呈豆形，位于淋巴管中，是产生免疫反应的重要器官之一。淋巴结的一侧隆凸，连接数条输入淋巴管，另一侧凹陷，称为"门"，有输出淋巴管和神经、血管进出。淋巴结的主要功能是滤过淋巴液，产生淋巴细胞和浆细胞，参与机体的免疫反应。大肠黏膜内无淋巴管存在，因此，大肠的黏膜内癌无淋巴结转移的可能，但如病变浸润到黏膜基层以下，则有淋巴结转移的可能。淋巴结转移多在肠壁受到侵犯后开始转移，其转移途径是一般先转移到沿边缘动脉与结肠平行的淋巴结，再沿供应病变肠段的肠系膜血管到血管蒂起始部的淋巴结，此种先沿肠管平行方向行走，再沿系膜血管走向中枢的淋巴结转移途径，是结肠癌的特征。少数情况下，也可不依次序而呈跳跃式转移；尤其引流区的淋巴结有转移而阻塞后，也可发生逆行性转移入病灶的近侧或远侧淋巴结。但直肠癌则不然，其淋巴引流出直肠壁后，立即沿直肠上血管行走，发生逆袭性转移的现象非常少见。结直肠癌也可通过血行转移至肝脏、肺部、骨等部位。

十一、结直肠发生肿瘤时，是否只要切除就可以了？

治疗结直肠癌需了解癌变的部位、肿瘤侵犯肠段，才能决定手术切除的范围。只有知道肿瘤生长的部位，才能知道正确的手术方式。此外，癌侵犯大肠不同的层次会影响疾病的预后及出现复发的可能。因此，如果想更有效地治疗，延长生存期，必须要掌握这些细节。

十二、怎样能预防或减少结直肠癌的发生？

预防结直肠癌的方法包括：减少脂肪饮食，增加纤维素摄入，保持大便通畅；定期粪便隐血筛查；血清 CAE 检查；高危患者定期复查肠镜，尽早发现结肠息肉、结肠占位，关键是早发现、早诊断和早治疗。

十三、哪些人是患结直肠癌的高危人群？

高危人群是指容易罹患某种疾病的人群。结直肠癌的高危人群包括以下几种情况：①30~40岁，有下消化道出血症状者（尤其是便血、大便频繁、黏液便及腹痛者）。②曾经罹患肠癌者。患有结肠癌的患者，即便残存的结肠是正常的，再次患结肠、直肠癌的概率会比正常人高3倍；如果残存的结肠曾有过腺瘤或现有腺瘤存在，危险性增加6倍。第二次结直肠癌一般在治疗后2~30年内出现，大部分出现在治疗后3~4年内。③血吸虫病患者。血吸虫病流行区往往也是结直肠癌的多发区，研究表明结直肠癌病死率分布与血吸虫病病死率分布有显著相关性。④有结直肠癌家族史的患者，死于结直肠癌的概率会增加4倍。⑤有胆囊或阑尾切除史者。⑥有盆腔放疗史者。⑦慢性溃疡性结肠炎患者。慢性溃疡性结肠炎患者发生结直肠癌的概率比正常人高6.9倍，一般在发生慢性溃疡性结肠炎10年以后，接下来每10年会有10%~20%的患者发生癌变。出血性溃疡性直肠、结肠炎危险性更大，患病超过10年者，约有50%发展为结直肠癌。应当注意的是，有家族性腺瘤性息肉病和遗传性非息肉病性结直肠癌家族史的患者，该类人群发生结直肠癌的概率比较高，发病年龄较早。上述两种疾病都具有遗传性，它们的发病与某些基因的突变或缺失有关。

一般来说，早期结直肠癌并没有什么特别症状，可能出现的临床表现大致包括大便带血、便后滴血流血、大便次数增多、大便变细、下腹不适、贫血等。如发现上述症状，通过直肠指检、大便隐血检查、乙状结肠镜检查、纤维结肠镜检查、病理学等检查，即可排查出结直肠癌。要做到早期发现的关键因素之一是提高人们对此疾病的警觉。

十四、如果家族中有人得了结直肠癌，其他家族成员发生结直肠癌的危险会增高吗？

家族中有人得了结直肠癌，其他家族成员患结直肠癌的概率将增高，尤其是直系家属（如：父母、兄弟、姐妹）结直肠癌的发生率比普通人群要高 6 倍以上。其次，患病率还与家族中患病的人数有关，人数多时，个人的患病概率增加。再次，发病年龄低是一个重要的危险因素。目前有学者研究了与患者有血缘关系的亲属和患者的配偶，发现亲属的发病人数明显高于配偶的发病人数，表明结直肠癌的发生与基因相关。

十五、结直肠癌的发生与遗传密切相关吗？

在消化道恶性肿瘤中结直肠癌的发生与遗传关系最为亲密。绝大多数结直肠癌呈散发性，但有 10%~15% 的结直肠癌有遗传背景，其中家族性腺瘤性息肉病（Familial Adenomatous Polyposis，FAP）占 1%~2%，遗传性非息肉病性结直肠癌（Hereditary Nonpolyposis Colorectal Cancer，HNPCC）占 2%~7%，还有黑斑息肉病（Peutz-Jeghers Syndrome，PJS）和少年息肉病等。家属中有结直肠癌患者的人群，患上述疾病的危险性比普通人高 3~4 倍，如果家族中有两名以上的近亲（父母或兄弟姐妹）患有结直肠癌，则为结直肠癌的高危人群。

FAP 是一种较少见的遗传性大肠肿瘤，约 1 万个新生儿中会发生 1 例，表现为全大肠的腺瘤性息肉，部分患者有硬纤维瘤、十二指肠腺瘤等。经确诊 FAP 需进行全大肠切除储袋肛管吻合术（Ileal Pouch Anal Anastomosis，IPAA），一般建议 16~20 岁进行手术治疗，研究表明 40 岁以上的患者息肉癌变高达 100%。

HNPCC 是一种较常见的遗传性结直肠癌，占大肠肿瘤的 5%~10%。HNPCC 遗传受累者一般没有特殊的临床表现，往往在 40 岁左右发生结直肠癌，因此，对于怀疑 HNPCC 家族成员，需要进行遗传咨询、长期随访及定期检查。

黑斑息肉综合征又称为 PJ 综合征，主要表现为口唇、手指黑斑，整个消化道发生错构瘤性息肉。其遗传受累者往往在幼年时就出现腹痛、腹泻，部分患者发生反复肠梗阻，主要治疗是进行内镜下息肉切除，若发现癌变，按肿瘤的治疗原则进行综合治疗。

十六、如果是遗传性结直肠癌家族成员怎样能知道自己患有结直肠癌？

遗传性结直肠癌的家族成员，需要向相关的医生进行遗传咨询，以了解自己受到遗传影响的可能性有多大。对于家族性腺瘤性息肉病变家族成员，需要在 12 岁左右进行第一次肠镜检查和眼底检查，以了解是否是遗传受累者，如果是 FAP 遗传受累者需要进行手术治疗，如果不是遗传受累者就和普通人群一样进行结直肠癌筛查。对于 HNPCC 家系成员，在 18 岁后需要进行第一次肠镜检查，但是筛选 HNPCC 家系受累者相对比较困难，如果是患者愿意，需要进行受累基因的检测，如果无法确定，需要在 25 岁后每 2 年进行一次结肠镜检查。

十七、结直肠癌会传染吗？

癌症都是不会传染的，结直肠癌也是如此。曾有人做过调查：对于从事肿瘤预防的医务人员和研究人员，他们的癌症发生率并不比同地区的人群高。还有长期生活在一起的夫妇，其中一人得了癌症之后，在朝夕相处很长时间后也没有互相传染的现象。在实验室，将同种动物的癌症活细胞接种在同种动物或无胸腺裸鼠体内，可以得到同样的动物癌瘤标本。但在人类中，目前还没有直接接种成功的例子，有研究曾在"志愿者"身上接种癌瘤活细胞，试图取得同样癌瘤标本，均未成功。这是因为人体本身对外来组织具有排斥功能，以体内强大的免疫排斥力杀死癌细胞。但需要指出的是，有些有致癌作用的病毒具有传染性，如引起肝癌的乙肝病毒、引起胃癌的幽门螺杆菌、引起鼻咽癌的 EB 病毒等。幽门螺杆菌感染引起的胃炎、胃溃疡及乙肝病毒引起的乙肝、肝硬化等日久也可以发生癌变，因此，对乙肝病毒和幽门螺杆菌还是要严加防范的。

癌症形成是由于个体细胞的异常增生，尽管基因突变使结肠癌的发病具有家族性这一特点，但癌症不会通过接触传染给其他人。一般癌细胞转移有 4 条途径：直接蔓延、淋巴道转移、血道转移和种植转移。国内外医学界也没有将结直肠癌及其他癌症列入传染性疾病范围内，更没有采取任何隔离措施。只要平时注意饮食和卫生，并定期检查，为身体排除隐患，癌症的发病率就会大大降低。

十八、痔疮会发生癌变吗？

痔疮本身不会发生癌变。痔疮是肛门周围最常见的一种疾病，可分为"内痔"和"外痔"。外痔是肛门外的皮赘，通常症状不多，一般无须治疗；内痔是直肠内与肛门连接部黏膜下静脉扩大曲张形成的静脉团，发生在肛门内 2~3cm 处。发生内痔的原因，除了极少数是由于肛门部血管畸形外，绝大多数是由于患者长期便秘、大便干燥，粪便在直肠末端停留时间过长，或排便习惯不良，蹲、坐便池时间过长，影响了肛门部的静脉血液回流，导致静脉曲张所致。

内痔和直肠癌是两个不同的病种，它们的病因截然不同。即使有些肛管癌与内痔是相同的部位，但肛管癌来源于肛管上皮，并非是发生在痔的基础上。有一种情况需要注意，痔疮患者伴有肛门直肠癌病变，早期病变范围小，临床体征不明显，易被漏诊。因此，痔疮患者，尤其是有相关癌变家族史的痔疮患者，应及时就医，仔细检查，按时复诊。

十九、结直肠癌一定是年龄大的人才会得吗？

结直肠癌的发病虽以中年人较高，但随着目前年轻人工作压力大，生活饮食不规律等原因，溃疡性结肠炎、大肠息肉等发病率不断飙升，加上环境污染、食品安全问题，年轻人的结直肠癌发病率也逐渐呈上升趋势。近年来，结直肠癌的发病率逐渐升高，并有年轻化趋势，有一项国外文献报告统计数据显示，年龄小于 30 岁的结直肠癌患者占结直肠癌患者总数的 1%，而我国的数据显示已超过 10%。

二十、年轻人患结直肠癌具有哪些特点？

（一）早期发现少
直肠指诊没有列入常规体检选项中，青年人对疾病缺乏警惕，而女青年更是羞于检查，被确诊的患者已经在晚期的占了 50%~80%，而 20 岁以下的患者，一旦确诊，几乎全部是中晚期。

（二）恶性程度高
在确诊的青年人结直肠癌患者中，超过六成已经转移扩散。

（三）漏诊多
临床统计发现，35 岁以下结直肠癌患者从感到不适到就诊，直到最终确诊，时间为 5~15 个月，70%患者被误诊为痔疮、肠炎和肠虫症等。

（四）浸润型癌肿多
所谓浸润，是指癌细胞向四周过深层组织扩散的能力。和中老年人结直肠癌相比，青年人结直肠癌的癌细胞分化程度（不成熟程度）差，浸润能力强，更容易扩散，所以预后更差。其 5 年存活率仅为中老年结直肠癌患者的 1/4。

二十一、结直肠肿瘤都是一样的吗？结直肠肿瘤有哪些不同的类型？各有什么特点？

并不是所有的结直肠肿瘤都是一样的。起于腺体细胞的良性肿瘤称为腺瘤，恶性肿瘤称为腺癌。腺癌是一种最常见的结直肠癌类型。其他少见的肿瘤同样存在，并分为许多类型。

神经内分泌肿瘤是一种少见的结肠肿瘤，和结肠腺瘤不同的是，这种肿瘤的细胞分泌激素，这些激素释放到血液中，影响其他的器官。比如说，胰岛素由胰腺分泌，释放入血液，调节人体血糖。最常见的神经内分泌肿瘤是类癌，可以分泌多种激素。肿瘤部位多为盲肠、小肠和直肠。外科手术切除可以治愈，低分化的神经内分泌肿瘤具有侵入性，可以迅速扩散至其他器官，比如肺和肝脏。这类患者比较适合化疗。

结肠间质瘤是发生在结肠肌层的罕见肿瘤，如果发现得早，可以是良性的，但是，它们也可以癌变，因为它们并非起源于黏膜组织。间质癌又称为肉瘤，当确认为良性时，为了防止癌变，应采用外科手术治疗。手术也是肉瘤的主要治疗方法，但是总体来讲，肉瘤的预后较差。

二十二、为什么左半结肠癌更容易发生肠梗阻？

结直肠癌合并肠梗阻占所有肠梗阻的 20%～55%，多见于老年人。临床上老年人无明显诱因出现的肠梗阻应该排除结直肠癌的可能性。肠梗阻发生前患者往往出现腹泻、血便等症状；梗阻发生时，患者最明显的感觉是排便习惯改变，如大便费时费力，无排便排气，此后患者多会感到下腹部阵痛、恶心、呕吐等。左半结肠癌发生肠梗阻的概率远远大于右半结肠癌。原因如下：①与左半结肠的解剖结构有关：左半结肠的肠腔宽度明显小于右半结肠，特别是到乙状结肠的末端，其内径仅约 2.5cm，并且与直肠呈锐角连接，极易发生肠梗阻。②与粪便性状有关：从大肠的功能我们可以了解到，粪便在大肠的行进过程中，水分被逐步吸收，到达左半结肠时，粪便已经干结成形，呈半固体状，硬度变大，往往难以通过狭窄的病灶部位，这也是导致左半结肠易发生梗阻的原因之一。③与肿瘤的生长方式有关：左半结肠癌多呈浸润性生长，主要表现为围绕肠腔四周生长，从而导致肠腔呈环形狭窄而发生肠道梗阻。

肠梗阻是结直肠癌常见的并发症，也是影响结直肠癌诊治的重要并发症。若内科治疗无法解除的肠梗阻，需尽快行肿瘤切除手术，严重时应制订结直肠癌综合治疗方案。对于初诊的左半结肠癌患者应注意保持大便通畅，防止肠梗阻出现。

二十三、右半结肠癌有哪些临床特点呢？

因结肠的解剖结构、生理功能、大便成分以及肿瘤生长特征性的不同，右半结肠癌与左半结肠癌相比在症状及体征方面有明显差异。

右半结肠是大肠的起始端，解剖方面肠腔粗大，此时粪便内的水分没有开始吸收，肠腔内粪便多为液状。这段肠管的肿瘤在生长中多表现为溃疡型或菜花状，很少出现浸润肠周的生长方式，所以不易出现环状狭窄，发生肠梗阻的概率较低。但这些癌肿常出现溃破出血，继发感染，伴有毒素吸收，因此临床上常表现为腹痛不适、大便性状改变、肿块、贫血、消瘦或恶病质等症状。

右半结肠癌一般体积较大，很多患者往往是自己发现右侧腹部有可触及的肿块，尤以右下腹部为多见而没有其他症状。右半结肠癌在临床化验检查时大多只是大便隐血阳性，具有诊断意义的症状是贫血、腹部肿块、腹痛。早期症状仅有右侧腹部不适或疼痛，常常与胆囊炎或阑尾炎混淆。

二十四、结直肠癌都有哪些全身症状？

结直肠癌是消耗性疾病，加上患者的各种消化系统功能紊乱引起的营养摄取能力减弱，常出现一些全身症状，如食欲不振、癌性发热、消瘦、体重减轻、贫血及全身无力等。还有一些全身症状与肿瘤生长位置有关。

（一）癌性发热

体温升高多在 37.5~38℃ 之间，无特别异常化验检查结果，发热持续时间较长，发热时轻时重，持续时间可达到数周以上。目前研究其产生原因可能是恶性肿瘤生长迅速，组织相对缺血缺氧，而坏死的肿瘤细胞释放肿瘤坏死因子，导致机体发热。

（二）消瘦

提到肿瘤晚期我们马上就会想到躺在床上骨瘦如柴的患者。这种消瘦状态，医学上称为恶病质。研究表明，肿瘤从宿主自身的脂肪、蛋白质摄取营养构建自身结构，使机体失去了大量营养物质，同时通过多种途径造成浪费型新陈代谢方式，进而引起食欲不振，最终患者进入全身衰竭的状态。

（三）贫血

绝大部分晚期结直肠癌患者都合并贫血。除了结直肠癌本身引起的消化道失血外，肿瘤快速生长和消化系统紊乱引起的造血原料摄取不足，癌细胞转移至骨髓而影响正常造血机制，放疗、化疗引起的骨髓抑制均可以引起贫血发生。

（四）疼痛

右侧结直肠癌引起右腹钝痛。左半结肠因肠腔狭窄容易发生肠梗阻，可出现腹绞痛，伴有腹胀与肠鸣音亢进。当出现腹膜后转移并浸润腰骶神经丛时，常有腰骶部持续性疼痛。

晚期肿瘤的全身症状实际上是巨大肿瘤负荷，即体内肿瘤细胞的数量对机体影响的表现。结合患者实际，认真分析其内在原因，给予有针对性的治疗手段，同样可以有效提高晚期肿瘤患者的生活质量，延长患者生存时间。

二十五、结直肠癌容易转移到哪些脏器？

肿瘤生长过程中，肿瘤细胞脱落后随着血液流遍全身，一旦在其他器官"生根发芽"，便形成了转移灶。由此可以理解为什么血流丰富的器官最容易发生转移，其中肺、肝、骨及脑是最容易发生转移的器官。

（一）肝脏

结直肠癌肝转移占到了所有转移的一半左右。这是因为正常情况下几乎所有流经肠道的血液均要经过肝脏，所以肠道脱落的癌细胞因为最先到达肝脏，因此结直肠癌也常常到肝脏安家落户。

（二）肺脏

肺脏是结直肠癌转移的第二根据地，占所有转移的 10%～20%，这是因为从血液循环来看，肺是全身静脉血液的必经之地，特别是途经毛细血管时，癌细胞很容易在此安营扎寨。

（三）脑

大脑血液非常丰富，经血管转移的癌细胞也更有机会到达，从而成为癌细胞转移的又一"乐土"。

（四）骨骼

骨骼因为其缓慢的血流速度而成为癌细胞转移的热点区域，结直肠癌也不例外。结直肠癌骨转移占所有转移的 2%～10%，一旦发生结直肠癌骨转移，往往预后不良。

肿瘤的转移是疾病发生发展中一种较重的状态，但也不能认为"转移"就没救了。国内外的研究表明，对于结直肠癌肝脏、肺脏转移的患者通过积极放疗、化疗结合手术治疗手段，仍有一部分患者可以获得治愈的结果。

二十六、结直肠癌都有哪些并发症？

并发症是结直肠癌发生发展过程中的重要部分，甚至有些患者是因为并发症就诊才发现的结直肠癌。下面让我们一起来认识一下结直肠癌的常见并发症：

（一）肠梗阻

当肿瘤体积较大，或肿瘤环形生长导致肠腔狭窄时，引起的肠道阻塞症状。肠梗阻的症状常有一个较长的发展过程，因肠腔的阻塞程度不同而表现出不同症状，开始时发现肠道蠕动减慢，排便困难，逐渐会出现恶心、呕吐症状，此时尚处于不完全性肠梗阻阶段，到严重时会出现腹部刀绞样疼痛，排便排气消失，此时发展为完全性肠梗阻。

（二）消化道出血

这也是结直肠癌最常见的症状之一，但是大量出血并不多见。若发生出血症状时，必须与大肠的良性疾病，如痔疮、大肠息肉等进行鉴别。此时，患者的性别、年龄、家族病史都有助于对出血性质的鉴别，若能进行电子结肠镜检查是最好的选择。

（三）肠道穿孔

也是结直肠癌很常见的并发症。肠道穿孔会出现腹部疼痛、腹部压痛，严重时触摸腹部如同木板样，此时患者常常需要接受外科手术治疗。通常，当患者出现肠道梗阻的症状时，引起穿孔的概率就会大大增加。穿孔的部位多数发生在结直肠癌原本所在的位置。值得注意的是，肠道穿孔常需要与一些良性疾病，如同阑尾炎穿孔进行区别。

二十七、为什么有些结直肠癌患者以贫血为首发症状？

结直肠癌贫血是多因素叠加作用的结果，其贫血的程度与肿瘤的大小和范围没有直接的关系。当贫血原因未明确时，不能忽略结直肠癌可能所致的贫血。凡年龄40岁以上，尤其是男性，发现缺铁性贫血而又没有明显的缺铁原因时，需认真考虑结直肠癌的可能，尽快进行排查。约5%的结直肠癌患者是以贫血为首发症状到医院就诊的。此类患者常被误诊为缺铁性出血，经补铁治疗无效进一步检查确诊为结直肠癌。结直肠癌引起贫血的原因有以下几个方面：

（一）肿瘤出血

表面长期糜烂、溃疡出血引起的慢性失血是主要原因，但此类失血较隐蔽，不易察觉，只要行粪便隐血试验检查便可明确。有时肿瘤也可侵蚀大血管引起急性失血，但此时大多表现为肉眼可见血便。

（二）胃肠道功能紊乱

结直肠癌还可以引起胃肠道功能紊乱和营养输入障碍，从而导致造血原料来源不足。同时结直肠癌本身快速生长对营养物质进行掠夺性消耗，犹如寄生虫一般疯狂摄取宿主体内营养，而导致贫血的发生。

（三）破坏造血系统

还可转移至骨髓，直接对造血系统进行破坏，消耗骨髓血储备功能，从而导致贫血发生。

第三章　结直肠癌的筛查及诊疗

第一节　结直肠癌的筛查

2018 年美国癌症协会在 *CA：A Cancer Journal for Clinicians* 上更新了题名为 *Colorectal Cancer Screening for Average—Risk Adults：2018 Guideline Update From the American Cancer Society* 的结直肠癌筛查指南，相较于 2008 版的结直肠癌筛查指南，在新的指南中对无特殊风险的普通人群的筛查年龄以及筛查项目等提出了新的要求。

一、结直肠癌筛查的启动时间是什么？

2018 版指南推荐无特殊风险人群的筛查启动时间应在 45 岁开始，定期进行结直肠癌检查，这建议较 2008 版指南推荐时间提前了 5 年，指南中用大量的研究数据表明美国的结直肠癌新发病例趋于年轻化，20~49 岁美国人结直肠癌发病率 1989 年开始逐年上升，而 50 岁以上新发病例逐年减少；同时通过微观模拟模型分析显示，自 45 岁开始筛查，其获益和风险负担权衡趋好；另外，年龄在 45~49 岁的人群与 50 岁及以上人群有相似的个人筛查意愿。

二、结直肠癌筛查的手段有哪些？

筛查手段可以是高敏感性的粪便检测，包括：粪便免疫化学检测（Fecal Immunochemical Test，FIT）、高敏感性粪隐血试验（High Sensitivity Fecal Occult Blood Test，HSgFOBT）、粪便 DNA 多靶点筛查（DNA multi-target screening，mt-sDNA），也可以是可视化检查，如结肠镜检查、CT 结肠成像以及乙状结肠镜检查；通过初步筛查检测到的非结肠镜检查阳性的患者，比如粪便检查阳性，均应及时跟进做进一步的结肠镜检查，以排除病变。

三、如何选择结直肠癌筛查项目？

对于筛查项目的选择，美国癌症协会推荐将粪便潜血试验、FIT 以及 mt-sDNA

作为粪便相关的结直肠癌筛查项目。

（一）粪便潜血试验

粪便潜血试验是基于检测血红蛋白中的过氧化物酶的原理实现的，HSgFOBT 已经取代以往低敏感性潜血试验，其灵敏度可达 73%~92%，但是特异度易受到饮食的影响（如红肉和某些蔬菜）。而 FIT 是依靠抗体检测血红蛋白中的球蛋白，其敏感度、特异度都很高，敏感度与 HSgFOBT 相当，特异度可达 91%~97%。然而在不同品牌的 FIT 临床研究中，并没有足够的证据表明其较高的特异度（6/26，26 例粪便免疫组化阳性的患者，结肠癌患者 6 例）。mt-sDNA 灵敏度高达 92.3%，特异度为 86.6%，稍低于粪便免疫化学。同时 mt-sDNA 可以根据基因表达及修饰的不同检测不同的结直肠癌前疾病，比如锯齿状息肉。而此项检查假阳性率也较高，在美国已经上市的 mt-sDNA 也只有一个基因型的检测版本。

（二）结肠可视化检查项目

指南推荐将内镜检查（结肠镜以及乙状结肠镜）和放射检查（CT 肠道成像）作为筛查手段。3 种检查手段均对肠道清洁度要求较高，尤其是结肠镜以及 CT 检查需要分次服用聚乙二醇及限制饮食来达到较好的肠道清洁效果。同时，最后一次服用泻药与开始结肠镜检查之间的时间与清洁程度相关。多项多中心前瞻性队列研究证实结肠镜检查可以大大提高结直肠癌的检出率，同时降低死亡率，证据级别高。CT 肠道成像技术也具有相当高的敏感度和特异度。乙状结肠镜对左半结肠病变的识别同结肠镜相同，不需要患者进行全肠道准备，但无法发现右半结肠的病变。

四、结直肠癌筛查项目的随访间隔为多久？

2018 版指南对于结直肠癌筛查项目的随访间隔较 2008 版指南未做出改变，指南推荐 HSgFOBT，每年 1 次；FIT，每年 1 次；mt-sDNA，每 3 年 1 次；结肠镜检查，每 10 年 1 次；CT 可视化检查，每 5 年 1 次；乙状结肠镜，每 5 年 1 次。

对于无特殊风险人群，结肠镜检查时间间隔不超过 10 年；一级亲属家族史者，建议 40 岁开始筛查，以后每 5 年 1 次；对于以往肠道低风险腺瘤史者，在治疗后 5~10 年内复查，高风险腺瘤史者在治疗后 3 年内复查；对于结肠癌根治术后患者建议 1 年内复查，以后每 2~3 年复查；对于炎症性肠病患者在症状出现以后 8~10 年开始筛查；对于子宫内膜癌及卵巢癌的患者建议自诊断之日起每 5 年复查肠镜。

五、我国结直肠癌筛查的执行过程与国外有什么不同之处？

由于我国国情的特殊，结直肠癌筛查的执行过程与国外还有许多不同之处。第一，我国人口众多，各地发展并不平衡，尤其在偏远地区，由于生活条件的限制，结直肠癌发病率较高，但基层医院内镜医师大多没有经过规范的内镜操作培训，结肠镜检查过程仍有较大可能漏掉病变，尤其是癌前疾病。故推荐加强对消化内镜医师的规范化培训，强化发现早期结直肠癌及癌前病变的意识，提高对早期结直肠癌及癌前疾病的识别、诊断能力。第二，由于我国地域发展不平衡，欠发达地区人群对结直肠癌认识不足，而结直肠癌的筛查能否有效开展，很大程度上取决于人群对筛查及随访的依从性。美国最新的指南强调患者对筛查方案的自身的选择权及偏好，是建立在对结直肠癌良好认知的基础上的，而在我国很多地区需要医务工作者对患者进行科普宣传并给出合理化建议，最后由患者选择进行何种项目的筛查。故我国的指南推荐各医院单位还需加强对早期结直肠癌及癌前疾病的宣传教育。第三，我国结直肠癌临床登记研究及起步时间晚，目前缺乏足量的临床研究数据制定基于循证医学证据的结直肠癌筛查指南，同时我国人口基数大，患者多，病例数量大，使得内镜医师的诊疗经验丰富，但由于各种原因往往缺乏术后标本规范化处理，包括规范的标本固定、取材、病理检查及病理报告。虽然我国结直肠癌筛查还有很多问题，但是随着医疗体制改革进一步深化，无数医疗工作者的不断研究与宣传，我们终将解决人民群众对结直肠癌筛查认识不足的问题，同时推动更多规范的高水平高质量临床研究实行，我国结直肠癌筛查工作会越来越顺利。

第二节　结直肠癌的检查与诊断

一、怀疑患有结直肠癌时需要做哪些检查？采血检查能确诊结直肠癌吗？

（一）大便潜血
大便潜血检查阳性者需做进一步检查，无症状阳性者的癌肿发现率在1%以上。
（二）肿瘤标志物
癌胚抗原（carcino-embryonic antigen，CEA）测定对大肠癌的诊断和术后监测较有意义，通过采血检查，但CEA用于诊断早期直肠癌价值不大，主要用于监测复发。
（三）直肠指诊
直肠指诊是诊断直肠癌最重要的方法。凡遇患者有便血、大便习惯改变、大便变形等症状均应进行直肠指诊。
（四）内镜检查
内镜检查包括直肠镜、乙状结肠镜和结肠镜检查。直肠指诊与纤维全结肠镜检是结直肠癌最基本的检查手段。

二、直肠指诊对于直肠癌诊断的重要性是什么？

60%~70%的直肠癌可以在直肠指诊时发现，而在延误治疗的直肠癌患者中有80%以上又是因为未做直肠指诊造成的，因此，直肠指诊是诊断或排除直肠癌最重要的检查方法。

三、什么时候需要行肠镜检查？肠镜检测需要注意哪些问题？结肠镜检查前应怎样进行肠道准备？

结肠癌高危的患者或大便潜血试验阳性的患者，需要结肠镜做进一步评价，结肠镜也可以作为初步的筛查检查。目前结肠镜检查已成为癌症筛查的检测标准。结肠镜检查需饮食管理，肠道准备方案为：①检查前1周保持大便通畅，必要时服用聚乙二酶电解质散。②检查前两天进食半流质，检查前1天晚进食流质，检查当日禁食。③服用泻药，一般医院会在进行结肠镜检查预约时详细地告知患者如何进行肠道准备。应当注意的是开始肠道准备后的几个小时，可能会排出很多的粪便，这样很容易脱水，所以在肠道准备时应尽量喝大量的清水。此外，这些泻药可使血液中的电解质变化，有肾脏疾病或心脏病的患者需谨慎服用。当大便成为液体，这表明已完成了肠道准备。在此期间，早上常规吃的药，如冠心病的药、高血压的药要继续吃。

四、结肠镜检查有风险吗？

结肠镜检查是一个相对比较安全的检查。然而，和其他医疗干预一样，它确实有一定的风险和并发症。结肠镜检查后的主要并发症是出血和肠穿孔。单纯的结肠镜检查后，出血的发生是极其罕见的，对于需要结肠镜下治疗的患者，如息肉摘除或活检，出血发生率约为0.3%。对于使用非甾体类抗炎药，如阿司匹林、布洛芬和服用血液稀释剂，如肝素、华法林的患者，结肠镜检查出血并发症的发生率较高。因此，患者最好停止服用阿司匹林和其他非甾体类抗炎药物，如布洛芬，2周后进行结肠镜检查。结肠镜检查前的数天香豆素也应停止服用，但是要在医生的严格指导下。息肉切除术后几乎所有的出血都会自行停止，无须进一步处理。

五、什么是胶囊内镜？什么叫作仿真肠镜？与普通肠镜有什么不同？

仿真肠镜即CT仿真肠镜，是应用CT配套软件包进行检查，先行盆腹腔10mm

层厚扫描，选择可疑病变肠管的部位，再行 3mm 层厚薄扫病变部分，于工作站支持下利用支持软件经重组形成肠腔内仿真窥镜图像及肠管内外表面图像，结合横断面图像做出诊断。"胶囊内镜"全称为"智能胶囊消化道内镜系统"，又称"医用无线内镜"。其工作原理是：受检者通过口服内置摄像信号智能传输装置，借助消化道蠕动使之在消化道内运动并拍摄图像，医生利用体外的图像记录仪和摄像工作站，了解受检者的整个消化道情况，从而对其病情做出诊断。同普通肠镜相比，它们具有检查方便、无创伤、无导线、无痛苦、无交叉感染、不影响患者的正常工作等优点，扩展了消化道检查的视野，克服了传统的插入式内镜所具有的耐受性差、不适用于老年体弱和病情危重患者等缺陷。

六、如果发现了大肠息肉，是否所有的大肠息肉都需要进行肠段切除？还有什么样的手段？

大多数息肉都可以在结肠镜下进行切除。结肠镜下进行息肉切除的主要并发症是出血，尤其是对有出血性疾病或口服阿司匹林或其他非甾体类解热镇痛药的患者更容易发生出血。如果服用抗凝血药物，为了避免切除部位的出血，应向医生咨询是否需要提前停止服药。另一个并发症为肠穿孔，其发生率低于 1%。穿孔严重时可能需要立即手术治疗。

然而对于一些生长在不利于肠镜下切除部位的，或者过大的息肉，需要行手术切除。此外由于右半结肠非常薄，因此这个部位的大的息肉行结肠镜下切除时发生结肠穿孔的风险较大，因此也需要开腹手术来切除息肉所在的肠段。

七、什么是内镜下黏膜切除术？什么样的肿瘤可以行内镜下黏膜切除术？有哪些风险？

内镜下黏膜切除术（Endoscopic Mucosal Resection，EMR）是一种内镜下治疗较大广基息肉的方法。首先使用专用的内镜下注射针在息肉下注射生理盐水使肿块或息肉抬起，然后使用圈套切除肿瘤，起到治疗结直肠良性肿瘤和局限于黏膜层恶性肿瘤的作用。

EMR 手术一般适用小于 2cm 的结直肠良性肿瘤和局限于黏膜层的恶性肿瘤，但是恶性肿瘤如果切除术后切缘有肿瘤残留或无法判定是否有肿瘤残留时应该进行根治性切除手术。

EMR 手术虽然是一个风险较小的手术，但是在临床上仍有一定的并发症，最常见的并发症是出血和穿孔，出血的发生率在 5%~10%，而穿孔的发生率为 2%~4%。另外，不能一次切除而需要多次切除的肿瘤，其复发率也比较高。因此 EMR 手术后需要进行较为密集的随访，一般需要半年左右检查一次病变部位，以发现可能的复发而进行及时治疗。

八、直肠癌在术前怎么进行分期？术前进行直肠腔内超声检查是必需的吗？

准确的直肠癌术前分期对选择合适的治疗方法，特别是决定是否进行低位保肛手术非常重要。在临床中，部分医生仅仅通过直肠指诊来确定肿瘤为早期还是晚期，但是仅凭直肠指诊其准确性只有60%左右，而且直肠指诊不可能发现淋巴结转移和肝脏转移。目前，CT和直肠腔内超声在直肠癌术前分期中有非常重要的作用。

直肠腔内超声就是将超声探头伸入直肠，检查直肠肿瘤的大小、侵犯深度和是否有淋巴结转移。在一个有经验的腔内超声医生的检查中，直肠腔内超声检查的准确性超过80%，是目前较为常用的一种检查方法。但是如果肿瘤较大、直肠狭窄时，使用直肠腔内超声可能有一定的限制。

CT检查是直肠肿瘤分期的一种很好的方法，目前广泛应用于临床中。不过，CT检查对于肠壁侵犯深度的判断没有直肠腔内超声准确，但对于直肠癌淋巴结转移精确度高于直肠腔内超声。

MRI检查是一种利用生物磁共振原理进行的检查方法，对直肠肿瘤、周围淋巴结的侵犯程度和括约肌的显示程度均优于CT和直肠腔内超声，目前已成为直肠癌术前分期的重要的手段。

第三节 结直肠癌的手术治疗

一、在诊断患结直肠癌以后，要等多长时间才能进行手术治疗？

手术是结直肠癌最主要的治疗方法，通常在结直肠癌诊断明确后，医生会尽快为患者安排住院手术，住院时可能需要通过数天时间来完善术前的其他准备工作，如请内科医生进行相关疾病的会诊。一般结直肠癌的生长是比较缓慢的，因而在较短时间内并不会增加肿瘤扩散的风险及影响肿瘤治愈的概率，对于直肠癌患者，可能会由肿瘤科医生及放射科的医生通过直肠癌的分期来评估是否需要进行术前的化疗或放疗。术前的化疗或放疗能够减小直肠癌的体积，增加肿瘤手术完整切除的概率，并能够减少术后局部的肿瘤复发及增加保肛手术的成功率。

对于巨大的直肠肿瘤，有时也需要立即进行手术治疗，这些进展期的肿瘤会堵塞结肠造成肠梗阻，不能排除的粪便将使结肠扩张从而增加结肠穿孔的风险，而一旦发生结肠穿孔将危及患者的生命。因此，早期的手术治疗可能减少行临时肠造口的发生。

二、在进行手术治疗之前还需要进行哪些检查?

当确定要进行手术治疗后，为了明确肿瘤侵犯的范围及有无远处的转移，还需要进行一些其他的检查，因为肿瘤的分期直接决定了治疗方式，对有肝脏转移的结肠癌的治疗与局限于肠壁的一个小的肿瘤的治疗是完全不同的。

术前胸部 X 线检查能够判断有无肿瘤的肺部转移，同时还能够显示肺部及心脏的疾病，因而胸片检查是各种大手术的常规检查。全腹部的 CT 检查能够判断有无腹腔及盆腔的肿瘤扩散，有时可能会进行胸部及腹部 CT 的检查，这时可以不用行胸片检查。正电子核素扫描（Positron Nuclide Scan，PET）能够通过含有放射活性物质的葡萄糖来诊断肿瘤的存在，并能够发现 X 线及 CT 不能发现的隐蔽的转移灶，因为价格比较昂贵，所以不属于手术前肿瘤分期的常规检查。

除了术前肿瘤分期的检查，还需要一些其他检查来评估患者的健康情况及手术风险。手术是一种应激操作，有加重心、肺及肾脏的潜在病变的风险，因而筛查能够有助于发现那些在术前及术中有可能发生问题的患者。这些检查可以在门诊做，也可以住院以后进行。血液的检查包括全血细胞、血生化及凝血功能等的检查。全血细胞检查包括红细胞、白细胞及血小板计数的检查，所有这些细胞对人体的日常活动都是十分重要的。红细胞在体内进行氧的运输，并对组织的氧合作用极为重要。结肠癌能导致微小的出血，因而这些患者的红细胞计数低于正常值，对于严重的患者在术前或术后需要输血，由于血小板参与正常的凝血功能，因而术前必须行血小板的检查。虽然既往无严重鼻出血或牙龈出血等问题的患者一般不会存在血小板的异常，但为了减少术中出血的风险，手术前必须进行血小板检查，血生化指标包括血钠、血钾等电解质，在服用降血压药及其他药物时会发生电解质的紊乱，术前需要纠正。凝血功能能够反映凝血因子的效率，而血友病及其他凝血因子缺乏的患者的凝血功能是异常的。此外对于孕妇期妇女术前还应进行妊娠检查以确定其是否怀孕。心电图是评价心脏的常规检查，它能够提示是否存在冠心病，而冠心病是大手术的一个主要的风险。心电图显示的以前的心肌梗死及目前的心肌缺血是诊断冠状动脉粥样硬化的证据，一旦诊断明确，如果需要进行相关的治疗，有可能无法进行手术治疗。

三、如果有其他合并疾病如糖尿病、高血压、冠心病等，还可以进行手术治疗吗？在手术的当日可以服用治疗这些疾病的药物吗？

当准备行结直肠癌手术的患者合并有糖尿病、高血压、冠心病等疾病时，应在这些基础疾病控制平稳后进行手术。

随着人口老龄化，糖尿病的发病率有逐年增高的趋势，我国糖尿病患病率为0.689%，40 岁以上人群达 3%~4%，而在结直肠癌患者中糖尿病率高达 13.6%。糖尿病者的心血管、脑、肾的并发症发生率明显高于一般人。糖尿病病程 10 年以上者其动脉硬化并发症的发生率为无糖尿病者的 11 倍。虽然有时心电图正常，但在手术应激情况下容易发生心肌梗死及心力衰竭。由于胰岛素相对不足，糖代谢有不同程度的紊乱，而手术和麻醉可使血糖进一步升高，这将加重代谢紊乱，糖尿病患者全身及局部的抗感染能力下降，伤口内细菌易繁殖而引起切口感染。由于其白细胞吞噬能力减退及组织渗透压增高，所以感染较难控制，术后发生尿路感染、切口感染的概率均高于无糖尿病者。因而糖尿病患者在术前应充分控制血糖，医生应了解患者有无心脑等并发症。接受口服降糖药物或注射长效胰岛素的患者，需要停用口服药物及长效胰岛素，改用普通胰岛素，并调整胰岛素的用量，使空腹血糖控制在 8.3~11.1mmol/L、尿酮体阴性、尿糖+~++，手术前胰岛素用量要小一些，尤其是老年患者。术日晨测血糖，并用全日量胰岛素的 1/2 皮下注射。全麻患者可发生低血糖，故手术日晨应静脉滴注葡萄糖以替代早餐。

此外，结直肠癌患者伴有高血压有明显的增加趋势。高血压患者对手术和麻醉的耐受性差，若处理不当，可导致低血压、心肌缺血、心肌梗死、心律失常、心力衰竭、脑血管意外、肾衰竭甚至死亡。因此，术前应充分地了解患者血压情况，制订合理的治疗方案，选用特异性药物，有效地控制高血压。接受手术治疗的患者，心血管系统都面临着来自手术和麻醉及其并发症的危害。对有冠心病、心律失常及心功能不全的患者，手术的危险性较大，疼痛和失血可以引起血压和心律的改变，从而诱发心律失常，失血过多，导致血压下降，严重的可导致休克。同时，血压的下降可导致冠状动脉供血减少，加重心肌的缺血、缺氧，而引起严重的心律失常，如果纠正不及时，往往会造成严重的心肌损害、心衰或突然死亡。因而术前应对心脏病的类型和程度、心功能的代偿情况、麻醉和手术对心功能的影响进行详细的讨论。有心律失常患者术前应通过药物或放置心脏起搏器控制心律，药物应服用至手术当日。原有心力衰竭的患者，手术时约有 25% 的再发概率，发现有病理性杂音时，术前应给予适量的强心剂，并于术前 24~48h 停用，以减少强心药物与麻醉药物之间的相互增强与影响。对心功能 Ⅰ~Ⅱ 级的患者，可以安全地实行择期手术。

心功能Ⅳ级的患者只允许施行抢救生命的急诊手术。对有冠心病的患者，术前应尽力控制心绞痛。有陈旧性心肌梗死不是手术的禁忌证，一般来说心肌梗死距手术时间越长，影响越小。而心肌梗死6个月内受术者，有5%发生再梗死或死亡的危害。

四、如果是结肠癌，需要做什么样的手术？

肿瘤在结肠中的位置将决定采用何种手术方式。手术的目的是切除含有肿瘤的肠段并且清扫周围淋巴结。由于癌细胞可通过淋巴管道播散，所以为降低结肠癌复发的危险，淋巴结切除非常重要。癌症播散常有一个固定的路线，就是沿着肠段的血供方向，因此手术时肠系膜连同供血给它的血管被一并切除。

（一）结肠癌根治性手术

结肠癌根治性手术切除范围须包括癌肿所在肠袢及其系膜和区域淋巴结。

1. 右半结肠切除术。适用于盲肠、升结肠、结肠肝曲的癌肿。对于盲肠和升结肠癌，切除范围包括右半横结肠、升结肠、盲肠，包括长15~20cm的回肠末端（图3-1），做回肠和横结肠端或端侧吻合。对于结肠肝曲的癌肿，除上述范围外，须切除横结肠和胃网膜右动脉组的淋巴结。

2. 横结肠切除术（图3-2）。适用于横结肠中端癌。切除范围为全部横结肠、部分升结肠、降结肠及其系膜、血管和淋巴结、大网膜。

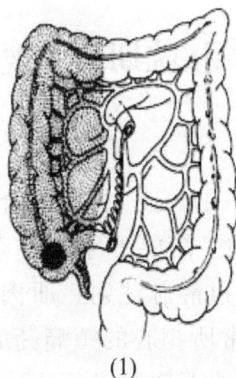

(1) (2)

图3-1 右半结肠切除范围

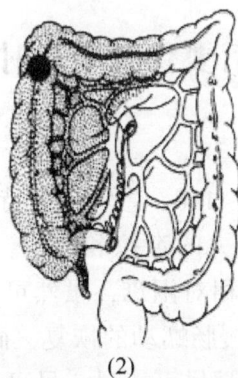

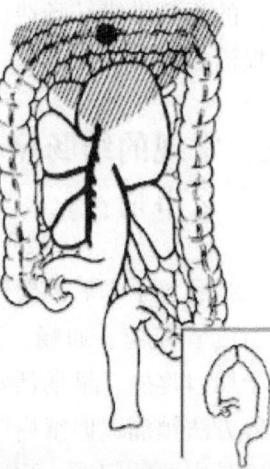

图3-2 横结肠切除范围

3. 左半结肠切除术（图3-3）。适用于结肠脾曲癌、降结肠癌和乙状结肠癌。切除范围包括横结肠左半部、降结肠和乙状结肠及相应系膜、左半大网膜、淋巴结。

4. 单纯乙状结肠切除术。要根据乙状结肠的长短和癌肿所在的部位，分别采用切除整个乙状结肠和全部降结肠，或切除整个乙状结肠、部分降结肠和部分直肠，做结肠直肠吻合术。

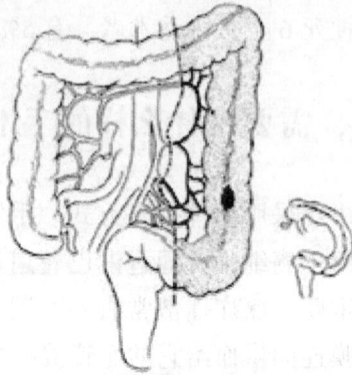

图 3-3　左半结肠切除范围

（二）结肠癌并发急性肠梗阻的手术

　　结肠癌并发急性肠梗阻的手术应当在进行胃肠减压、纠正水和电解质紊乱以及酸碱失衡等适当的准备后，早期实行手术。右侧结肠癌做右半结肠切除一期回肠结肠吻合术。如癌肿不能切除，可行回肠横结肠侧吻合。左侧结肠癌并发急性梗阻时，可置入支架缓解梗阻，限期行根治性手术。若开腹手术见粪便较多可行术中灌洗后予以吻合。若肠管扩张、水肿明显，可行近端造口、远端封闭，将封闭的断端固定在造口周围并做好记录，以便在回纳造口时容易寻找。如肿物不能切除，可在梗阻部位的近侧做横结肠造口。术后行辅助治疗，待肿瘤缩小降期后，再评估能否行二期根治性切除。

五、常规的结肠癌手术后要住院多长时间？住院期间主要做什么事情？

　　常规结肠癌手术后需要住院 10~15d。患者应保持良好的心态，积极配合治疗，保持各引流管在位、通畅，避免外力的牵拉和移位。早期，需要下床并在床边活动。由于切口疼痛，早期活动可能相对困难，虽然可以通过静脉注射、肌肉注射、镇痛泵等方法镇痛，但镇痛药会延缓肠蠕动的恢复，而通常所担心的镇痛药成瘾和过量并不是主要的问题。更重要的是尽可能早、尽可能多地下床并进行床边活动。后期，肛门排气、肠功能恢复后，逐步由流质、半流质过渡到正常饮食。

六、术后下床会使切口裂开吗？可能会留下很大的手术瘢痕吗？

术后下床有助于肠蠕动功能恢复，避免下肢血栓的形成。术后伤口疼痛可能会导致患者不敢呼吸和咳嗽，这会导致小部分肺不张，有可能引起发热和血栓。咳嗽时可用枕头护住腹部或双手挤住腹部两侧。再者，术后大部分患者已行腹带加压包扎，所以术后下床活动和咳嗽不会使切口裂开。

一期愈合的切口一般瘢痕很小，呈线状。有感染、脂肪液化、线结反应重、瘢痕体质的患者可能出现较大的瘢痕。

七、直肠癌治疗和结肠癌有什么不同吗？

在直肠癌的治疗中，有一些区别于结肠癌的特征。前面已经提到过，结肠位于腹腔内，因此相对比较游离，而直肠位于盆腔内，与盆腔壁紧密粘连，因此切除直肠在技术上比切除结肠更为困难；而且从直肠的周围结构来讲也更为复杂，直肠周围与一些重要的结构紧密相连，包括供应两腿及盆腔的血管、输尿管、膀胱、前列腺、子宫和阴道，在进行直肠切除手术时，就可能损伤这些器官；除此之外，维持正常的排尿功能和性功能的神经也分布在直肠周围，在进行直肠癌手术时可能需要切除部分神经，导致术后出现性功能障碍和排尿功能障碍。与结肠手术还有一个不同是直肠切除以后，重新将肠道吻合有一些困难，为完成低位吻合手术，需要使用吻合器和闭合器。

另一个不同是，直肠和结肠功能不同，结肠的功能是吸收多余的水分，即使切除一部分结肠，剩余的结肠可以替代其功能，一般不会对生活造成很大的影响。而直肠功能是储存粪便，使粪便储存在直肠中，只有在适合的环境下才能进行排便，直肠功能是很难被代偿的。有一些患者在进行了直肠手术以后，控便功能一直无法恢复。另外，由于肿瘤位置比较低或者在放疗中括约肌造成了严重的损害，需要进行腹会阴联合切除手术，即通常所说的"人工肛门手术"或"造口手术"。

从肿瘤治疗角度来看，直肠癌和结肠癌一样需要进行根治性切除手术，需要切除发生直肠癌肠段、周围的脂肪组织、淋巴组织，而且除了切除含有肿瘤组织的部分，还要切除没有肿瘤组织的部分，在切除直肠时，至少要切除肿瘤下缘 2cm 以上的肠段、至少 5cm 系膜或全系膜，上段一般要切除到乙状结肠中段，切除肠膜下动脉根部的淋巴结。在进行直肠手术以后，如果能把结肠和直肠残端重新吻合起来，避免永久性回肠造口，称为"保肛门的手术"；如果不能够保留肛门，需要做永久性结肠造口手术。

八、直肠癌常见手术方式有哪些？

常用的直肠手术如下：

（一）局部切除术

局部切除术适用于早期瘤体小、局限于黏膜或黏膜下层、分化程度高的直肠癌。手术方式主要有经肛门局部切除手术，骶后径路局部切除术，其中，经肛门局部切除手术常用于肿瘤范围较小、病变仅局限于黏膜或黏膜下层、通过 CT 和直肠腔内超声没有发现淋巴结和远处转移的患者。尽管术前分期准确率达 80% 以上，但是仍有部分患者在进行经肛门局部切除手术后需要追加性手术以获得良好的治疗效果。

（二）腹会阴联合直肠癌根治术

腹会阴联合直肠癌根治术简称 Miles 术（图 3-4），原则上适用于腹膜反折以下的直肠癌。切除范围包括乙状结肠远端、全部直肠、肠系膜下动脉及其区域淋巴，全直肠系膜、肛提肌、坐骨直肠窝内脂肪、肛管及肛门周围 3~5cm 的皮肤、皮下组织及全部肛门括约肌（图 3-4），于左下腹行永久性乙状结肠单腔造口，该手术相对比较安全，手术操作相对比较容易。Miles 手术作为直肠下段癌和肛管癌的根治性手术，普遍应用于临床。切除范围广、功能性损坏大及永久性肠造口等因素，对患者术后的某些正常功能，如排便功能、排尿功能、性功能等影响较大；手术并发症和术后肠造口所出现的问题严重影响了患者术后的生活和生存质量。正确的围手术期处理手术前准确估计病变范围和手术切除范围，术中正确和安全的操作及术后正确处理肠造口，是减少对患者正常功能的影响、提高患者术后生活和生存质量的关键。

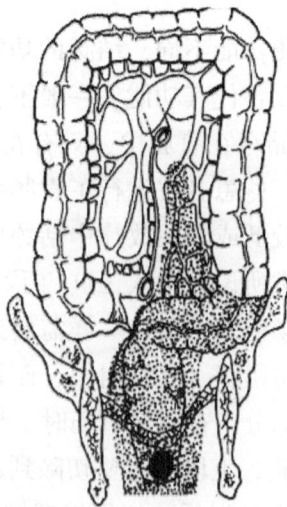

图 3-4　Miles 术切除范围

（三）经腹直肠癌切除术

经腹直肠癌切除术（Low Anterior Resection，LAR）又称直肠低位前切除术或经腹腔直肠癌切除术，简称 Dixon 术（图 3-5），原则上适用于腹膜反折以上的直肠癌。但是大样本的临床病理学提示，只有不到 3% 的直肠癌向远端浸润超过 2cm，因而是否选择 Dixon 术依具体情况而定。目前应用最多的直肠癌根治术，一般要求癌肿距齿状线 5cm 以上，远端切缘距癌肿下缘 2cm 以上，以能根治、切除癌肿为原则。由于吻合口位于齿状线附近，在术后的一段时期内患者出现便次增多，排便控制功能较差。近年来有人采用 J 形结肠袋于直肠下段或肛门吻合，近期内可以改善控便功能，减少排便次数。是否制备 J 形结肠储袋，主要是根据残留的直肠长度，残留的直肠长度少于 3cm，J 形储袋与直肠吻合在术后一年内的控便能力较直肠吻合好。此手术的损伤性小，且能保留原有肛门，较为理想。若癌肿体积较大，并已浸润周围组织，则不宜采用。

（四）Hartmann 术

经腹直肠癌切除、近端造口、远端封闭手术简称 Hartmann 术（图 3-6），切除肿瘤后近端结肠造口，远端残腔封闭。由于避免了肛门部操作，手术时间缩短，适用于因全身一般情况很差，不能耐受 Miles 术或急性肠梗阻不宜行 Dixon 术的患者。

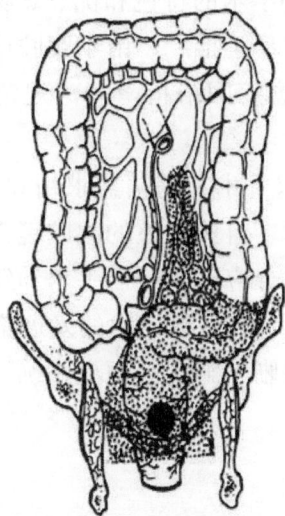

图 3-5　Dixon 术切除范围　　　图 3-6　Hartmann 术切除范围

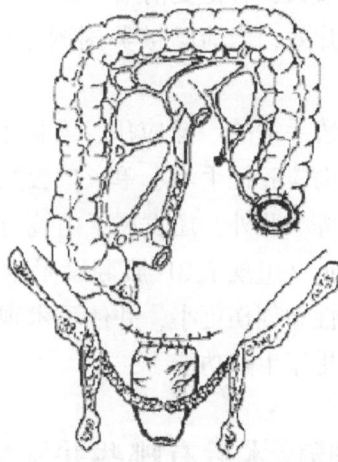

（五）姑息手术

晚期直肠癌的姑息手术以解除痛苦和处理并发症为主要目的。直肠癌侵犯子宫时，一并切除受侵犯的子宫，称为后盆腔脏器清扫；若直肠癌浸润膀胱，可行直肠和膀胱（男性）或直肠、子宫和膀胱切除，称为全盆腔清扫。

九、什么是结直肠癌微创手术？微创手术有什么优点和不足？

腹腔镜结直肠癌手术的开展，开创了结直肠癌微创手术的新纪元。虽然外科手术至今仍是直肠癌治疗的基石和首选，但手术治疗对机体带来的创伤则是明显的，因此如何减少手术给机体带来的伤害以提高手术安全性并加速康复，始终是外科医生努力追求的目标。腹腔镜结直肠切除手术最初由 Fowler 和 White 在 1991 年报道，随之引来了许多分歧和争议。

腹腔镜手术的优点是明显的，切口小、疼痛轻微、创伤小、康复快，这些都是事实，但手术的根治性如何，复发性、手术并发症、近远期存活率等则是大众所关注的重点。目前从腹腔镜结肠切除术而言，已有大量随机对照的研究资料强有力地证明，腹腔镜结肠切除术与开腹手术在近期疗效上，手术时间较开腹手术长，然而失血量相仿或略少，淋巴结清除检测数相同，肠道功能恢复方面，腹腔镜手术比开腹手术早 1d，术后 30d 病发率略少于开腹手术，术后 30d 病死率略低于开腹手术，总体可认为二者相仿。远期疗效则显示腹腔镜手术与开腹手术并无区别。随着腹腔镜结肠癌手术的采用和推广，特别是结肠系膜切除（Colonic Mesenterie Resection，CMR）技术的问世和广泛采用，充分体现了微创手术的特色和优点。腹腔镜结肠癌切除由于视野较大，看得更清晰，操作更容易，易于推广。由于腹腔镜结肠切除术所取得的优异疗效，当前已被美国国家结直肠癌症网络指南列为规范的手术治疗方式。

随着腹腔镜手术的广泛应用，人们不断追求手术上的精益求精和创伤的轻微，相继发展了手助腹腔镜手术、单入口腹腔镜手术、自然孔道的腹腔镜手术、达·芬奇机器人手术等。此外，还发展了内镜与腔镜联合应用的微创手术和经肛门内镜的微创手术。最近又出现了 3D 腹腔镜手术，而所有的这些手术的发展都是基于提高手术的易操作性和创伤更小，并使手术视野更清晰，解剖平面更正确，更有利于保留神经、保留排尿生殖功能。

十、直肠癌术后有哪些并发症？

在进行手术之前，医生可能会向患者交代手术和术后的一些并发症，这些并发症往往使人非常恐惧，似乎直肠癌手术是一个非常危险的手术。直肠癌手术的确是一个风险较大的手术，有一些手术的并发症，但是由于近年来直肠癌治疗技术进步，直肠癌治疗的风险明显降低，但仍有一些并发症可能影响患者的生活质量甚至生命。在进行直肠癌手术时，常遇到的并发症有手术相关的并发症、全身情况相关并发症、肿瘤相关并发症等。

十一、直肠癌手术相关并发症有哪些？

（一）手术副损伤

手术副损伤包括输尿管、膀胱、阴道和肠道损伤，特别当肿瘤体积比较大时，发生输尿管损伤的可能性增加，有时为了减少输尿管损伤，在进行巨大肿瘤手术或二次手术时需要放置输尿管支架以减少副损伤。

（二）术后吻合口瘘

吻合口瘘是直肠癌手术一个非常常见的并发症，特别是低位直肠癌手术后吻合口瘘的发生率可以达到15%左右，而且发生吻合口瘘后可以继发腹腔感染、盆腔脓肿、吻合口狭窄等并发症，严重的可能导致患者死亡，因此对于吻合口位置较低的患者，建议进行预防性造口。

1. 定义。吻合口瘘是指吻合处的肠壁缺损（包括缝线和吻合处的交角）从而导致了肠腔内外的相通。

2. 发生原因。术后发生吻合口瘘一个常见原因是吻合口腔内压力增加，而肛门减压管（肛管）在术后可以通过排出肠液、粪便或气体，起到减轻吻合口压力作用。目前认为直肠癌前切除术后吻合口瘘的高危因素包括：男性、高龄、肥胖（BMI>25kg/m^2）、糖尿病、长期营养不良、嗜烟嗜酒、ASA 评分≥3 分、长期使用类固醇激素、术前行新辅助治疗、腹部有手术史、术前肠道准备不充分、肿瘤分期偏晚、吻合口距肛缘距离、术中出血、手术时间相对较长、是否游离脾曲、肠系膜下动脉结扎水平、吻合口血供不良、张力过大以及吻合器等手术器械操作不当。

3. 临床表现。吻合口瘘一般在患者术后 3~6d 出现，这段时间患者的身体机能恢复，吻合段肠道内容物增多，会导致压力增高。一般表现为：

（1）术后体温正常至体温再次升高或者是持续中度发热。

（2）大便次数增加，伴有脓血便。

（3）肛门出现坠胀、腹痛或者局限性腹膜炎。

（4）腹腔引流由血性转变为血浆性并逐日减少。引流物突然增加，引流物由血性变为淡黄、浑浊或粪汁样，出现排便感时会有气体逸出。

（5）检查时指检可明显触及瘘口口瘘，诊断为术后吻合口瘘一般采用保守治疗，防止二次手术加重病情。

（6）利用 B 超或 CT 可以了解积液情况。

4. 分类。吻合口瘘发生的部位分类，也有根据瘘的症状轻重分类，也有根据位置高低分类，临床上常将吻合口瘘发生的时间早晚分为早期瘘和晚期瘘。

5. 分级。2010 年国际直肠癌研究小组（International Cancer Research Group, IS-REC）提出了其分级系统，根据临床症状的轻重和是否需要手术将吻合口瘘分为 A、

B、C 3 个等级，A 级为定义无临床症状，但影像学提示存在吻合口瘘，B 级为需要经皮或者经肛引流治疗的吻合口瘘，C 级为需要手术处理的吻合口瘘，这些分类方法在指导临床诊治起到了非常重要的作用。

6. 判断方法。吻合口瘘的诊断依据患者典型的临床表现、体征及影像学检查。术后出现以下 1~2 项即可诊断为吻合口瘘：

（1）引流管有肠内容物引出。

（2）肛诊触及或电子结肠镜检查发现吻合口瘘。

（3）阴道有肠内容物、气体、血性液或脓液流出。

（4）术后突然高热、下腹或全腹疼痛、肛门坠胀感症状，腹膜炎体征，白细胞等炎性反应指标显著升高。

（5）造影检查发现造影剂外溢，CT 检查发现吻合口周围有积气、积液等表现。

7. 评估工具。Dekker 建立了一个针对左半结直肠癌切除术后吻合口瘘发生风险的结直肠瘘评分（Colon Leakage Score，CLS）系统，能较为准确地预测术后吻合口瘘的发生风险，CLS 预测系统共包括 11 项指标，分值越大危险性越大。

8. 治疗方式。首先是通过检查明确是否有吻合口瘘，以及瘘的大小、部位与周围器官的关系，吻合口瘘一旦确诊，需立即引起重视，马上处理，常用的处理方法有非手术治疗和手术治疗两种方法。多数患者经保守治疗均可治愈，特别是 Rahbari 分级 A 级和 B 级的患者，首先应采取非手术治疗，具体措施包括：

（1）立即给予禁食水和胃肠减压，胃肠负压吸引胃内容物及气体，避免更多的大便产生，抑酸保护胃黏膜，减少消化液的产生，共同减少肠内容物的渗漏，减轻患者的中毒症状及腹部体征。

（2）给予肠外营养，纠正营养不良。

（3）正确合理地选择抗生素，加强抗感染治疗。

（4）充分有效地冲洗引流，改善吻合口周围环境，促进创面愈合。可根据情况选择彩超引导下穿刺引流，大多数吻合口瘘患者经上述处理 2~3 周后可自行愈合。对于 Rahbari 分级 C 级，吻合口瘘较大，引流量较多，伴有弥漫性腹膜炎，保守治疗难以有效控制病，并呈加重趋势的患者应果断采取手术治疗，彻底清除坏死组织及清理腹腔浓液，大量生理盐水清洗腹腔，吻合口周围放置引流管或双套管，同时根据患者的实际情况视病情选择采取近端肠管转流术或 Hartmann 手术。

（三）术后控便能力下降甚至肛门失禁

在直肠癌手术时由于切除了大部分直肠，直肠储存粪便的能力会明显下降，术后患者排便次数会增多，而且出现排便急迫感，部分患者出现气体或液体粪便不能控制，严重者可能出现固体粪便不能控制，生活质量较低。

（四）性功能和排尿功能障碍

由于控制性功能和排尿功能的神经分布在直肠周围，因此在进行直肠手术时可能会损伤这些神经，有10%～20%患者出现性功能和排尿功能障碍，大部分患者在术后能恢复，但也有患者长期不能恢复。

（五）造口相关的并发症

造口相关的并发症包括造口周围皮肤炎、造口水肿、造口坏死、造口旁疝、造口脱垂等。具体原因在后面有介绍。

（六）腹腔和盆腔出血

腹腔和盆腔出血可能和术后发生局部感染侵蚀了血管有关，一般经过保守治疗可以好转，严重者可能需要再次手术。

（七）低位前切除综合征

Bryant 在 2012 年提出低位前切除综合征（Low Anterior Resection Syndrome, LARS），国内外研究显示其发生率在 32.03%～80%，是直肠低位前切除术后肠功能紊乱，导致生活质量下降的一系列症状，从轻微的排便次数增多，到严重的排便困难和失禁，患者出现以便急、便频和排便失禁等为主的一系列症状组成的综合征，在少部分患者也可能表现为便秘或排便困难等症状。女性、低位肿瘤和吻合口瘘是低位前切除综合征发生的主要因素；肿瘤位置越低，低位前切除综合征发生率越高、程度越重；在低位肿瘤的保肛手术中，为了保证肿瘤切除范围，肛管括约肌的损伤常较多，会导致直肠肛管抑制反射消失，造成重建后的肛门功能下降、排便次数增多。

十二、肿瘤相关及全身疾病相关的并发症有哪些？

（一）肿瘤相关并发症

1. 肿瘤不能根治性切除。当肿瘤体积较大或已侵犯到重要脏器时可能无法切除，需要单纯进行造口手术。

2. 肿瘤复发。肿瘤复发包括局部复发、腹腔复发和远处复发，需要术后进行长期观察以发现可能的复发迹象及时进行治疗。

（二）全身疾病相关的并发症

由于肿瘤高龄患者比较多，因此患者可能常合并糖尿病、冠心病、脑血管病变、肺气肿、肺功能不全、肝肾功能不全等疾病，增加手术风险。直肠癌术后死亡的主要原因可能是合并严重全身疾病，因此术前需要进行全面评估，降低手术患者发生全身并发症的风险。

十三、什么是结肠储袋手术？有什么优点和缺点？

在直肠肿瘤术后，由于切除了全部或大部分直肠，患者控便能力明显下降，80%的患者出现排便次数增多、排便急迫感，甚至出现肛门失禁，其主要的原因是切除直肠后以结肠与直肠残端或肛管进行吻合，新建的直肠容积小，扩张能力较差，储存粪便的能力较低，因此当直肠内有少量粪便时就会产生便意，需要排便。直肠控便能力随着术后时间的延长可能有所好转，大约在手术 2 年后排便次数可以下降到 3~4 次/d。为了解决这个问题，外科医生设计了结肠储袋手术。所谓结肠储袋手术，是在直肠完全游离并切除以后，以乙状结肠或降结肠反折，做成一个像英文字母"J"的储袋，储袋一般在 5~6cm，这样扩大了新建直肠的容量，从而促进直肠切除术后的控便能力。尽管目前研究认为结肠储袋手术和直接吻合手术在 2 年后控便能力相似，但是结肠储袋可以使患者尽快恢复到可以稳定地排便。一般来讲，结肠储袋手术在手术后半年就可以使患者排便稳定在每日 3~4 次甚至每日 1 次，而直接的结肠吻合需要 2 年时间才能恢复到稳定的控便。

尽管结肠储袋手术是一个比较理想的手术方式，但不是所有的患者都可以进行结肠储袋手术，特别是对于降结肠和乙状结肠较短、盆腔比较小的患者可能无法进行结肠储袋手术，男性较为肥胖的患者，进行结肠储袋手术是比较困难的。在术前预计一个患者是否适宜进行结肠储袋手术是比较困难的，只有在完全游离结肠和直肠后才能确定，因此是否进行结肠储袋手术由外科医生在术中决定。通常进行了结肠储袋手术后需要做预防性造口以减少术后吻合口瘘的发生。

十四、直肠癌手术后在什么情况下使用预防性造口？一般什么时候可以还纳？

直肠癌手术后在以下几种情况下需要进行预防性造口手术：①肿瘤位置较低，吻合口位置在距齿线 2cm 之内。②行全直肠系膜切除后远端肠段血供较差。③行结肠储袋手术患者。④行全大肠切除回肠储袋患者。

预防性造口一般在 3~6 个月还可以还纳，但是如果患者要求强烈，最早可以在术后 6 周进行造口还纳，但是时间太早还纳后造口并发症较多。

十五、什么是介入治疗？什么情况下需要介入治疗？

提到结直肠癌，就不得不说肝转移。40%~50%结直肠癌患者就诊时即为晚期，并伴有其他脏器转移，而肝脏是结直肠癌最常见的转移部位。局限或单发的肝转移灶尚有手术切除的可能，可是临床上更为多见的是多发、弥漫的结直肠癌肝转移，因此，全身治疗后肝转移灶的局部控制显得尤为重要。

介入治疗，简单地讲就是不开刀暴露病灶的情况下，在血管、皮肤上做有直径几毫米的微小通道，或经人体原有的通道，在影像设备（血管造影机、透视机、CT、MR、B 超）的引导下对病灶局部进行治疗的创伤性最小的治疗方法。介入治疗的特点是创伤小、简便、安全、有效、并发症少和明显缩短住院时间。

对于肝转移病灶，介入治疗能够尽量把药物局限在病变的部位，而减少对身体其他器官的副作用。部分肿瘤在介入治疗后失去活性，相当于外科切除的效果。根据肿瘤的大小、数目、与血管的位置以及血供情况，可选择超声引导下肝转移灶微波（射频）消融术或肝动脉插管化疗栓塞（灌注）。

第四节 结直肠癌的化学治疗

一、什么是化学治疗？

化学治疗简称化疗，简单来说，就是使用化学药物治疗疾病。对于结直肠癌而言，化疗特指运用具有抗肿瘤作用的特殊化学药物抗肿瘤治疗。由于化疗药物的细胞毒性作用，临床上常伴有不同程度的不良反应及组织器官的损伤，为了使患者安全度过整个化疗过程，我们应针对这些不良反应采取不同的护理措施以减少和避免这些不良反应的发生。

二、化学治疗的不良反应有哪些？

化学治疗的不良反应主要分为两类：一类为一般化疗反应，即许多化疗药物共有的不良反应；另一类为某些药物对某些器官特殊的不良反应。

（一）一般不良反应

1. 精神反应。化疗患者因年龄、文化程度、病情及化疗反应的不同，多表现为忧郁、焦虑、烦躁、悲观、消极、恐惧、神经过敏，个别出现角色行为异常，多数患者对治疗持怀疑态度。在护理过程中，应及时掌握患者的心理特征及化疗的各种不良反应，耐心向患者介绍化疗目的和意义，以及可能出现的反应，使患者有信心配合坚持全程治疗。

2. 胃肠道反应。大多数化疗药物能引起程度不等的食欲减退、恶心、呕吐、腹泻、腹痛等。化疗前与患者讲清可能要出现的不适，帮助其选择有效的止吐剂，预防恶心、呕吐的发生，以减轻或消除化疗药物对胃肠道的刺激。指导患者在治疗期间利用松弛疗法减轻焦虑与不安，与患者交谈、放音乐、适当活动、养花等，分散注意力，减轻恶心、呕吐的症状。减少不良刺激，保持病室内环境整洁，空气清新、无异味。化疗期间根据患者的口味给予清淡易消化饮食，少量多餐，鼓励进食，调整食物的色、香、味，切忌进食过热、粗糙、辛辣等食物。化疗前即开始注意口腔卫生，讲清患者忌烟忌酒的必要性。每日饭前饭后，应用口洁液漱口。对于轻度的腹泻、便秘等可对症治疗，如进食少渣食物或增加饮食纤维含量，多饮白开水，腹泻、便秘等较重者及时报告医生给予对症治疗，不要忍耐。

3. 脱发。化疗药物都能引起不同程度的脱发，但化疗间歇期或化疗结束后会重新生长，挑选合适的假发套。

4. 骨髓抑制。这是化疗最常见的反应。可使用白细胞增长仪（通过中医针灸理论刺激相应穴位，达到促进骨髓造血功能，提高白细胞数量和质量），保证多程化疗顺利进行。白细胞低于 $4.0×10^9$/L 或血小板低于 $80×10^9$/L 应暂停治疗或适当的隔离，避免感染出血。

（1）化疗期间应减少探视，尽可能固定陪护。由于患者白细胞低于正常值时，免疫力下降，探视人群可能会带来细菌，患者很容易被传染或感染，从而发生危险，因此，应尽可能固定陪护，保证患者安全。

（2）化疗期间注意观察了解患者血象变化，例如：自觉周身不适、乏力等。如果白细胞低于正常值，要适当地自我保护性隔离，戴口罩、勤换衣服，用紫外线照射病房，用消毒液擦拭桌子地板。

（3）如有血小板减少易引起全身性出血，要嘱患者减少活动，避免磕、碰及外伤。用软毛刷刷牙，注射后针眼要多按压一段时间，以防止出血。

5. 局部刺激。有些化疗药物会刺激局部静脉产生静脉炎，由于化疗药物大多需多程给药，因此应该尽早保护静脉。如果未留置 PICC，指导患者配合有计划交替使用静脉。对记忆力差的患者采取手臂画图标记法，如长春瑞滨（诺维本）还应在用药时对穿刺静脉交替冰敷 24h，用药后 72h 内禁止热敷。用药 72h 之后可以做湿热敷，还可用芦荟、土豆片贴到穿刺近端血管上，也可外涂喜疗妥来改善血液循环，也可选择性地使用一些新型敷料，如水胶体敷料，以上方法均能减轻静脉炎。

（二）特殊不良反应

1. 神经系统的反应。主要表现为肢体远端麻木，常呈对称性，严重者有感觉减退，如：乐沙定、奥沙利铂。用药期间避免冷刺激，不进食冷饮，吃水果时用开水烫一下，夏天不能开空调，冬季不能触摸金属物，必要时戴手套等。口服希罗达者要保持手足外涂绵羊油、喜疗妥等，症状较重者晚间临睡前用温水泡手（脚）后，涂凡士林等，然后戴上一次性手套，用胶布将手套边缘固定在手臂上，起密封作用，以减轻手足综合征。口服易瑞沙者注意多饮水，出现皮肤、关节水肿时，用碘酒或碘伏外涂，有脓汁者及时排挤，预防感染。顺铂和 VP-16 能引起直立性低血压，故在用药时或用药后应卧床休息，起床不可过急，下床活动应有人陪同，以免发生意外。

2. 呼吸系统反应。可分为过敏性及肺纤维化两类。典型药物为博来霉素，表现为发热、干咳、气急，偶见咯血，重则哮喘，此时应立即停药，遵医嘱给予激素治疗，症状即可消退。停药后要定时随诊，因停药后 2~4 个月内仍可发生肺纤维变。

3. 心脏毒性反应。可逆性急性心脏毒性，表现为治疗过程中，患者发生短暂性心电图改变，例：窦性心动过速、ST 段低下、T 波变平和偶发性室早，停药后心电图即可恢复正常，与药物剂量无关，患者不必担心，可改变给药方法，采用快速静脉点滴来降低心脏毒性。不要有心理负担，此阶段尽量想愉快的事。听听轻松的音乐或讲一些笑话，同时注意休息。

4. 肝脏毒性反应。主要表现乏力、食欲不振、恶心、呕吐，肝脏肿大，血清转氨酶及胆红素升高，一般在给药后短期内出现转氨酶升高，停药后迅速恢复正常。用药期间给予保肝药物静滴或口服。化疗过程中观察了解患者不适主诉，及时发现异常、对症处理，嘱患者饮食以清淡、可口为宜，适当增加蛋白质、维生素摄入量，做好心理护理，减轻焦虑，注意休息。

5. 泌尿系统反应

（1）顺铂的肾毒性有积累性，总剂量控制在 500~600mg。患者在输注此化疗药时，应大量饮水，保证每日入量在 4000mL 以上，尿量在 3000mL 以上，大多数药物进入人体后，是由肝脏代谢后肾脏排出的，大剂量应用时，可损害肾小管，使细胞空泡化，上皮脱落，管腔扩张，出现透明管型，血中尿素氮和肌酐升高而出现皮肤毒性。因此，化疗期间不仅需按时补液，同时要嘱患者增加饮水量，以加快体内药物及代谢产物的排出，减轻对肾脏的损害。定时检查饮水量，督促饮水，对入量已够，但尿量少者需给予利尿剂以促进药物排泄。

（2）环磷酰胺的特点是原型排出，如摄入水量不足，药物在尿液中过度浓缩可引起出血性膀胱炎，另外环磷酰胺在使用时，需 40~60 ℃热水外部加热方能溶化，否则易形成晶体颗粒，患者用药后要大量饮水、经常变换体位，并观察有无排尿次数增多、排尿急、排尿疼、排尿困难及尿内有血色等现象。

三、化学治疗有哪些种类？

是否需要接受化疗是由具体的病情决定的，几乎可以这样说，除了极少数的情况，无论是否做了手术，都是需要化疗的，根据化疗的目的和作用不同，可以大致分为以下 3 种：

（一）辅助化疗

我们已经认识到肿瘤是一种全身性疾病，虽然可以通过手术的方式把结直肠癌肿块切除，但体内仍有微小的肿瘤病灶存在，这时候应用化疗可达到减少复发和转移的目的，这也就是我们通常所说的术后辅助化疗。

（二）新辅助化疗

实际情况中经常存在一些体积较大、邻近重要器官的肿瘤，或者是已发生了远处脏器转移的肿瘤，手术切除困难，不能达到根治的目的。在这种情况下，我们可以先化疗，使肿瘤缩小，边界清楚，让原来不能彻底切除的肿瘤可以根除，这就是新辅助化疗。

（三）姑息性化疗

对于晚期结直肠癌，虽然失去了手术切除的机会，我们还可以用化疗达到缩小瘤体、减少肿瘤负荷、解除梗阻、缓解疼痛等目的，从而提高患者的生存质量，延长患者的生存时间。

四、什么样的结直肠癌需要化学治疗？

根据结直肠癌的患者疾病分期不同，治疗方案各有差异。

（一）原位癌

原位癌肿瘤局限于上皮或黏膜，没有淋巴结转移及远处转移患者，一般术后定期观察，不需要辅助治疗。

（二）Dukes A 期及 B1 期

Dukes A 期及 B1 期肿瘤局限于黏膜层，无淋巴结和远处转移者，术后一般不需要化疗，但有血管及淋巴管侵犯者（脉管癌栓）应行术后辅助化疗，视情况也可同步放化疗。目前也有研究表明，肿瘤侵犯至肌层时，肿瘤细胞已可经由血管播散至全身，很多学者及专家推荐，肿瘤侵犯至肌层的患者也可行术后辅助化疗，以减少复发率、延长总生存时间。

（三）Dukes B2 期

Dukes B2 期肿瘤穿透肌层侵犯浆膜层，无淋巴结和远处转移，有血管及淋巴管侵犯者（脉管癌栓）或分化差及分子生物学检测有预后不良因素者应行术后辅助化疗，视情况也可同步放化疗。

（四）Dukes C 期

Dukes C 期肿瘤未穿透肌层，有淋巴结转移（C1）；或肿瘤穿透肌层，有淋巴结转移（C2），可行术前同步放化疗，且术后应常规辅助化疗。

（五）Dukes D 期

Dukes D 期有远处转移者，治疗以全身化疗为主，必要时辅助其他治疗手段。

五、哪些结直肠癌患者术后需要化学治疗？

结直肠癌手术后，不少患者都心存疑虑，认为病灶已经切除，化疗是否还有必要呢？其实，对于大部分患者，手术后的化疗是必不可少的。

癌细胞在患者体内的生长并不是固定不变的，它就像一颗颗种子，会随着血液或淋巴播散到身体的每个部位，这些种子有的已经"发芽"并长大，能够被医生发现进而进行手术切除；有的在身体的某个部位扎根，尚未来得及生长；有的还处在休眠状态，不容易被察觉发现，进而无法用手术清除。它们就像定时炸弹，一旦条件成熟，就会发芽进而引起病变。因此，为了防止手术后的复发和转移，大部分患者还需要进一步的辅助化疗。

术后是否需要辅助化疗取决于术后结直肠癌的病理分期。简单地说，Ⅰ期的结直肠癌患者，单纯手术已经彻底切除病变并取得良好的治疗效果，术后可以不必化疗；Ⅱb～Ⅲc期的结直肠癌患者肿瘤往往已经侵犯肠壁的最外层浆膜层或是已有局部淋巴结转移，因此需要术后辅助化疗。比较特殊的是Ⅱa期的患者，根据以往多项研究数据证明，在所有接受术后辅助化疗的结直肠癌群体中，Ⅱ期较Ⅲ期获益明显。因此Ⅱa期患者如果存在以下危险因素建议接受术后辅助化疗：术后检出淋巴结数目小于12个，穿孔，肿瘤周围淋巴管、血管、神经浸润，组织学分化差。

六、术后身体恢复到什么情况可以接受化疗？

根据国外的研究报道，术后24h和术后3个月开始化疗的患者生存期没有明显的区别，但是化疗的毒副作用明显不同。现在一般主张在术后3～4周开始化疗比较好，此时患者的身体已经开始恢复过来，饮食已基本正常，可以较好地耐受化疗。

七、为什么有些患者先手术后化疗，有些患者先化疗后手术？

随着新药、新技术的不断开展，肿瘤治疗越来越提倡综合、个体化的治疗方案，不再是"同病同治"的治疗模式。因此，患者就会产生这种困惑，"为什么我和你同一种病，治疗方案却不相同？"

外科手术为局部治疗方案，治疗的重点在病变局部，主要在于控制肿瘤局部的生长和局部扩散，尤其是淋巴结的转移。化学治疗术是全身治疗的方法，除了控制局部的肿瘤生长以外，更重要的在于还能治疗远处的转移灶。

根据对患者最初始情况的综合评估制订了合理的治疗方案。如果肿瘤局限，没有远处脏器的转移，能够达到根治性切除的患者，我们建议其先行根治性手术，术后根据病理分期决定是否需要进行化疗；而有些患者就医时就已经是晚期，失去了根治性手术的机会，必须先通过化疗控制全身情况，其中一部分治疗效果好的患者经过化疗后可以进行下一步的根治性手术。

对于每个患者的体质不同，所患肿瘤的大小不一样，侵犯的器官不一样，产生的并发症也不一样。在治疗观念上，就应当结合肿瘤的生物学特性、患者的机体状况和现代肿瘤治疗技术，制订一个更加符合时机的治疗方案，以指导整个治疗过程。

八、结直肠癌常用的化疗药物有哪些？

结直肠癌患者对以下 3 种药物并不陌生：氟尿嘧啶、奥沙利铂、伊立替康，这些都是结直肠癌常用的化疗药物。

（一）氟尿嘧啶

氟尿嘧啶抗瘤谱较广，主要用于治疗消化道肿瘤。在体内先转变为氟-2-脱氧尿嘧啶苷酸，后者抑制胸腺嘧啶核苷酸合成酶，阻断脱氧嘧啶核苷酸转变为脱氧胸腺嘧啶核苷酸，从而抑制 DNA 的生物合成，也就是其可以阻止肿瘤细胞复制。

（二）奥沙利铂

奥沙利铂属于新的铂类抗癌药，与 5-氟尿嘧啶和亚叶酸钙联合应用。一线应用治疗转移性结直肠癌；辅助治疗原发肿瘤完全切除后的Ⅲ期（Dukes C 期）结肠癌。

（三）伊立替康

伊立替康是喜树碱的衍生物，特异性地作用于拓扑异构酶Ⅰ。使用于晚期结直肠癌患者的治疗；与 5-氟尿嘧啶和亚叶酸钙联合治疗既往未接受化疗的晚期结直肠癌患者；作为单一用药，治疗经含 5-氟尿嘧啶化疗方案治疗失败的患者。

九、进口化疗药物的疗效一定比国产的好吗？

目前尚无明确的数据证实进口与国产化疗药物孰好孰坏。根据临床经验，国产化疗药在疗效、耐受性及副作用等各方面与同类进口药相比，并无明显差别。由于国内外制药工艺存在差距，进口化疗药相对国产药物来讲工艺更先进。另外，目前肿瘤治疗的临床研究中化疗药均选用进口药物，有较为可靠的数据支持。但有些进口化疗药的价格较相应国产药物昂贵许多，由于对抗肿瘤的治疗是一场"持久战"，因此在治疗上患者也要经常考虑经济因素。

十、结直肠癌化疗的费用一般需要多少？

结直肠癌的化疗包括治疗药物的辅助用药两部分。治疗药物就是化疗药，结直肠癌常用的化疗药包括奥沙利铂、伊立替康、氟尿嘧啶、卡培他滨、替吉奥胶囊等；辅助用药主要是为了预防化疗药物的不良反应保护脏器功能，主要包括止吐、保护胃黏膜及肝肾功能、提高免疫力等药物。根据所选药物是否为进口药物，化疗一次的费用一般为 8000~15 000 元。但具体每个患者，则根据情况相差很大。

十一、目前结直肠癌常用化疗方案有哪些？

临床上常用的结直肠癌化疗方案主要有以下 3 种：①XELOX：奥沙利铂+卡培他滨。②FOLFOX：奥沙利铂+5-氟尿嘧啶+亚叶酸钙。③FOLFIRI：伊利替康+亚叶酸钙+5-氟尿嘧啶。

其中 XELOX 方案每 3 周为 1 个治疗周期，2 个周期治疗后需要进行全面复查，评价治疗；FOLFOX 和 FOLFIRI 方案每 2 周为 1 个治疗周期，3 周期治疗后进行全面复查，评价治疗；用药期间患者需定期检测血常规、肝肾功能。

十二、化疗方案那么多，如何选择治疗方案？

结直肠癌化疗多以联合化疗为主，单一化疗药物虽然对肿瘤细胞有一定杀伤效果，但不能达到完全缓解或缓解期短，并且易使耐药癌细胞残存下来，导致化疗失败。通过循证医学的反复实践证实，采用联合化疗正确可获得比单药治疗更好的临床效果，且毒性增加不明显。化疗药物具有不同的作用机制，有些作用于细胞分裂周期的不同阶段，有些药物则针对细胞代谢的不同途径发挥作用，联合应用不同作用机制的化疗药物可提高对肿瘤细胞的杀伤作用，从而达到"1+1>2"的效果。

接受过化疗的结直肠癌患者经常会对一些不认识的字母组合感到好奇，"XELOX"是什么？为什么我的方案是"FOLFOX4"，而他的是"FOLFIRI"？这些患者眼中奇怪的字母组合是结直肠癌常用联合化疗方案的名称缩写。具体临床上应用哪种方案要根据治疗的目的、患者对方案副反应的耐受情况、联合靶向药物治疗的效果以及方案的便利程度区别对待。目前术后辅助治疗中较为常用的是"XELOX"方案，因为其中氟尿嘧啶类药物选择口服希罗达，化疗为每 3 周进行 1 次，对患者来说既方便又有充足的时间从副反应中恢复过来，以迎接下一周期的挑战。

十三、化疗常见的副反应有哪些？可以预防和治疗吗？

一提到化疗，很多患者马上联想剧烈的呕吐和脱发。实际上，随着对化疗了解的不断深入以及预防性新药的应用，化疗已远远没有之前人们想象的那样可怕了，过去困扰临床医师和患者的骨髓抑制、呕吐、脱发等化疗副反应都有了很好的处理办法。

事先了解相关的毒副作用有助于为即将接受化疗做好充分的思想准备。要记住，副作用的严重程度不能代表化疗作用的好坏，只能表明身体对治疗的反应。其中，恶心呕吐、骨髓抑制、脱发是化疗中最为常见、往往也是患者比较关注的副作用。

呕吐是人体对有毒物质正常的保护性生理反应，这种反应因药而异，也因人而异。有些人可能仅有轻微的呕吐。目前临床上已经在化疗前预防性应用中枢止吐药物了，剧烈呕吐的情况已经很少见了；另外小剂量激素的应用也可以明显缓解患者的恶心呕吐症状。患者需要注意的是，在化疗期间要尽量饮食清淡，不要进食油腻、刺激性的食物；可以少吃多餐、避免过饱，回避气味强烈的东西；不要过分关注化疗，与家人、朋友多交谈，或者听音乐、看电视，分散注意力。

骨髓抑制主要表现为白细胞、血小板和红细胞计数的减少。其中白细胞减少更为多见，白细胞的降低一般出现在用药后 10~14d，常于用药后 2~3 周恢复。白细胞的主要作用是抵御有害细菌、病毒对人体的侵害，所以严重的骨髓抑制、粒细胞的减少，是肿瘤患者并发感染的重要危险因素。因此，对白细胞减少的情况要特别注意，化疗期间避免到人群多的地方，也请家人、朋友不要过多探望，尤其是不要与有感冒、发热的人接触，尽量减少可能感染的机会。化疗后要定期复查血常规，白细胞总数在 $2.0×10^9$/L 以下的患者，应该给予粒细胞集落刺激因子（Cranulocyte Colony-Stimulating Factor，G-CSF）治疗。严重的骨髓抑制要及时就诊，以免并发严重的感染。

很多注意形象的肿瘤患者对于脱发这一副反应尤其介意。遗憾的是，到目前为止，医生仍然无法用药物来阻止脱发。并不是所有的方案都会导致脱发，即使出现也不要过分担忧，因为一般来讲，停药 1~2 个月后头发会重新长出，而且往往比以前更黑更有光泽。一旦脱发，注意头部防晒，避免用刺激性洗发液。建议患者戴假发或帽子以改善自我形象。

十四、应用奥沙利铂时应注意什么？

奥沙利铂是结直肠癌化疗的常用药物之一，可引起独特的药理学特点，应用时应给予相应的注意：①多次注射奥沙利铂的患者，可能出现药物过敏反应，奥沙利铂的剂量限制性毒性反应是神经系统毒性反应。通常在输注后 2h 或几小时内可出现急性神经感觉症状，其后数小时或数天内自动减轻，在以后的治疗周期中经常再次出现。极少数的患者会出现急性咽喉感觉异常综合征。②奥沙利铂用药期间应减少寒冷刺激，避免吃凉或冰的食物及接触凉或冰的物品，注意保暖。③奥沙利铂一般输注时间为 2~6h，如果时间过长会增加神经毒素，输注时间为 5~6h 可以有效地将速发型外周感觉神经毒性反应降至最低。

十五、使用奥沙利铂时发生过敏感应该怎么办？

随着用药次数和剂量的增加。奥沙利铂发生过敏的概率也会逐渐增大，当发生过敏反应时应立即报告医生；停止继续输注，更换输液器及生理盐水；持续低流量吸氧；遵医嘱静脉应用脱敏药物；加强巡视，做好患者用药后的观察。有病情变化时及时向医生反馈。根据患者的反应情况可酌情延长输液时间，若仍无法避免过敏的发生，建议不要使用奥沙利铂。

十六、使用伊立替康的副反应有哪些？

常见皮肤副反应痤疮样皮疹，多在用药后 1~2 周出现。其对皮肤的影响包括干燥、湿疹样皮疹、原有皮肤疾病复发或加重。治疗上可考虑给予硅霜、维生素 E 软膏涂抹，预防皮肤干燥。瘙痒者可给予薄酚甘油洗剂，湿疹样皮疹可考虑给予抗组胺药物，如氯雷他啶等。若皮疹较重且并发感染应及时到皮肤科就诊，必要时可暂时停药。

伊立替康还可以引起早发性和迟发性腹泻，它们是由不同机制产生的。早发性腹泻通常在静滴盐酸伊立替康时或结束后的短时间内发生，是因为胆碱能作用导致的。它通常是暂时性的，很少为严重性的。同时还可能伴有鼻炎、流涎增多、瞳孔缩小、流泪、出汗、腹部绞痛等症状。可在使用伊立替康前预防性地使用硫酸阿托品。迟发性腹泻通常在使用本品 24h 后发生，滴注后第 5 天前后出现者较为多见，持续时间可能较长，严重者可导致脱水、电解质紊乱或感染，甚至危及生命。一旦出现粪便不成形或稀便或排便频率比以往增加时就要开始使用洛哌丁胺停进行治疗。不建议连续使用洛哌丁胺 48h 以上，亦不建议洛哌丁胺预防性给药。腹泻患者必须密切观察，如出现脱水要及时补充水和电解质。

十七、化疗时出现呕吐怎么办？

消化道反应是常见的化疗不良反应之一，一般认为是抗癌药物刺激了“化学感受器区”后反射性地引起“呕吐中枢兴奋”，临床上表现为厌食、恶心、呕吐，其发生率在 80% 左右。常在用药后 1h 开始，持续 24h，有时可以连续 2~3d。严重者可以导致电解质紊乱，加重营养不良及恶病质。

发生恶心、呕吐应报告医生，立即给予患者半卧位，头偏向一侧，以防发生吸入性肺炎甚至窒息；应用止吐、抑制胃酸的药物，家属做好患者用药后的观察，病情变化时及时向护士反馈；呕吐后应协助患者漱口，并注意呕吐的量及性质，必要时留取少量呕吐物化验检查，警惕有无胃肠道出血的可能。

此外应该正确地认识和对待化疗，减少紧张、减轻预期恶心呕吐；倾听患者主诉，给予心理安慰，缓解紧张情绪，防止患者因恐惧而加重病情；化疗期间应根据患者个体需求，给予高热量、高蛋白、富含维生素、少油腻、易消化的食物，少量多餐，避免食用刺激性食物；无恶心呕吐的患者不要吃太多，以免影响消化，诱发恶心呕吐；恶心呕吐的患者要争取多吃，但也不要过于勉强；如果患者身体状态允许，可在饭前、饭后适当散步，以促进胃肠蠕动；保持病房无异味、干净、整洁、减少不良刺激，以免诱发呕吐。

十八、化疗后出现口腔溃疡该怎么办？

化疗引起的口腔溃疡，其实是引起全身黏膜改变的一种表现形式。当发生口腔溃疡后首先应注意保持口腔卫生，应用生理盐水或稀释后的呋喃西林溶液漱口，若疼痛感较重可酌情加入少量利多卡因来减轻症状。据报道，适量应用粒细胞因子稀释后漱口可促进溃疡面愈合，应用表皮生长因子溶液也有一定的作用。

十九、化疗都会出现脱发吗？该怎么办？

通常情况下化疗都会引起脱发，但因为药物的特性不同而表现不同，如紫杉醇类的药物的脱发反应较大。患者应该正确对待化疗反应，尤其是脱发，通常在停止化疗后 1~2 个月头发开始再生，且再生的头发有时色泽较前更黑而伴有卷曲。因此患者不必为此担心，在头发再生之前，可挑选一个适合自己的假发备用。

二十、出现白细胞下降时应该注意什么？

我们都知道白细胞在我们体内发挥着抵抗感染的作用，白细胞正常值为 $(4 \sim 10)$ $\times 10^9/L$。当白细胞值低于 $4 \times 10^9/L$ 时，感染的概率将增加，这时患者就应采取自我保护措施，出门尽量戴口罩，避免去人群聚集的地方，定时开窗通风，至少每日 3 次，每次 30min，保持居室内空气清新，注意个人手部卫生，饭前便后勤洗手。而当白细胞值低于 $1.0 \times 10^9/L$ 时应迅速将患者移至单人病房进行保护性隔离、床单每天消毒。病室应经常开窗通风，并谢绝探视，防止交叉感染。做好患者的个人卫生，预防皮肤感染，特别注意会阴、肛门的清洁，防止肛周脓肿，保持床铺清洁、干燥，预防压疮，饭前饭后用漱口液漱口，每日可含数次。陪护家属应注意更换干净衣、裤、鞋，并佩戴口罩，若存在呼吸道感染，则避免与患者接触。遵医嘱应用升白细胞药物治疗等。

二十一、出现血小板下降时应该注意什么？

血小板在体内发挥着维持血管完整性的作用，当血小板下降时容易导致出血，因此应密切观察有无出血倾向，如皮肤散在出血点，牙龈肿胀，穿刺处渗血，穿刺点常规按压后仍有出血等。如果出现此症状，应及时到医院就诊，化验血小板情况，若血小板水平较低应注意：①多摄取高蛋白质及高热量的食物。②避免碰撞及穿着紧身衣裤。③使用软毛牙刷刷牙，减少对牙龈的刺激，以防止口腔黏膜出血，饭前饭后使用漱口液漱口。④不要随便抠鼻，防止鼻腔出血。⑤医护人员实施各种护理操作时动作要轻柔，静脉注射时止血带不宜过紧，时间不宜过长，肌肉注射或静脉注射后，用干棉球压迫针眼 5min 以上。

二十二、化疗期间和化疗后如何保护患者自己以及身边的人不受化疗药的伤害？

患者体内的大部分化疗药物会在化疗结束后 48h 内降解或排出。化疗药物存在血液当中，并通过体液排出，包括尿液、粪便、呕吐物、眼泪及唾液等。当这些化疗药物从体内排出可刺激皮肤，甚至对周围人的皮肤造成伤害。对于儿童来说，洗手间是个非常危险的地方，需要特别小心。因此在化疗期间和化疗结束后 48h 之内，需要做以下几点：①使用后冲洗马桶两遍，冲洗时盖上马桶盖，防止排泄物溅出。如有可能，在此期间最好使用单独的洗手间。②无论男女均蹲坐马桶，防止飞溅。③如厕后一定用温水和肥皂洗手，用毛巾擦干。④如在马桶内呕吐，呕吐后冲洗马桶两遍。⑤如在脸盆内呕吐，向马桶内倾倒呕吐物时要务必小心，防止飞溅。先冲洗马桶两遍，然后用洗涤剂和温水清洗洗脸盆，废水倒入马桶冲走。用纸巾擦干脸盆，最好是选择带有盖子的小桶，不易挥发。⑥当需要接触有可能沾染化学药物的任何体液时，应戴一次性防水手套。即使戴手套，清洁完毕之后也要用温水和肥皂洗手。⑦若不慎接触到化疗患者的体液，应立即用温水和肥皂仔细地清洗接触部位。通常情况下这种接触不会造成任何伤害，但无论如何还是要尽量避免。⑧化疗药物可经唾液腺排出，因此应避免深吻。用洗涤剂和温水仔细清洗患者使用过的餐具及浸泡，然后再与其他餐具再次清洗一遍。⑨所有沾染有体液的衣物一律用洗衣机单独清洗。普通洗涤剂即可。用热水清洗两遍，不要用手，也不要与其他衣物混合清洗。如果不能马上清洗，先放入塑料袋内并密封。⑩所有需要扔掉的感染过体液的物品，如一次性手套、纸尿裤或卫生巾等，放入塑料袋密封后再扔掉，可与生活垃圾一起处理。⑪化疗药物也会经精液和阴道分泌物排出，性生活时请使用安全套。

二十三、为什么化疗要用 PICC 呢？

化疗是治疗恶性肿瘤的重要手段之一，静脉给药是化疗的主要途径，但静脉输注化疗药物对血管刺激性大，易发生药物外渗，轻者引起局部肿胀、疼痛、静脉炎，重者可引起周围组织坏死，甚至造成功能障碍，因此，要选择合理的输注途径，预防化疗药物外渗，减少患者的疼痛，使化疗顺利进行是医务工作者的首要任务。

经外周静脉穿刺中心静脉置管（Perioherally Inserted Central Catheter，PICC）是近年来临床应用较多的一项静脉药物输注的方法，利用 PICC 可以将药物直接输注在血液流速快、血液量大的中心静脉，PICC 导管前端置入位置是上腔静脉，上腔静脉血管粗、血流快，药物进入人体后随血流很快被稀释，避免了患者因长期输液或输注高浓度、强刺激性药物带来的血管损害，PICC 在体内最长可留置 1 年，减轻了因反复静脉穿刺给患者带来的痛苦，保证了治疗顺利进行。

二十四、什么是 PICC？

PICC 是一根神经周围静脉插管的中心静脉导管，其导管尖端位于上腔静脉下 1/3 处或上腔静脉和右心房连接处（图 3-7）。通过这个管道，可以为患者提供中期至长期的静脉治疗，避免化疗药物与手臂静脉的直接接触，加上大静脉的血流速度很快，可以迅速稀释化疗药物，防止药物对血管的刺激。

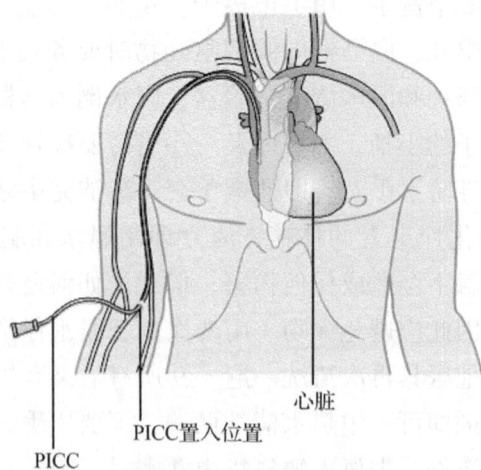

心脏

PICC置入位置

PICC

图 3-7   PICC 导管

二十五、PICC 有哪些优点？是不是所有人都可以 PICC 置管？

（一）优点

1. 避免颈部、胸部穿刺引起的严重并发症，如气胸等。
2. 减少频繁静脉穿刺的痛苦，保护外周静脉。
3. 保留时间长，导管最长可留置 1 年，适合中长期输液患者。
4. 避免了药物外渗，液体流速不受患者体位影响。
5. 与中心静脉置管（Central Venous Catheter，CVC）相比，感染发生率<3%。
6. 可由护士在患者床旁插管，无须局麻及缝针固定。

（二）禁忌证

不是所有人都可以置 PICC 导管，置 PICC 导管有一定的禁忌证：

1. 缺乏外周静脉通道，无适合穿刺的血管。
2. 躁动不安、顺应性差，穿刺部位有感染或损伤。
3. 插管途径有血栓形成史、外伤史、血管外科手术史、感染源、放疗史等。
4. 乳腺癌根治术、腋下淋巴结清扫后。
5. 上腔静脉压迫综合征。

二十六、为什么 PICC 置管后会手肿，需不需要拔除导管？

当置入 PICC 后导管会占用原有血管的空间，会暂时影响血液循环，机体会很快建立侧支循环保障正常的血液循环。置管后马上输液可能会出现手臂肿胀现象，这与置管后血液回流发生改变和大量输液有关。

若真的发生，也不必担心，下面几种促进血液回流的方法是：①做手掌的屈伸运动，即握拳—松拳—握拳，连续做此动作数次。②手握热毛巾，注意水温，以不烫手为宜，防止烫伤。③另外可一只手先压迫穿刺点，然后抬高置管的手臂至头部以上。④使用 PICC 导管输液时可在手臂下垫软枕，适当将置管手臂抬高。

二十七、PICC 置管能够保留多长时间？

一般在正规的使用和维护下，导管最长可留置 1 年。所以置入 PICC 为期 1 年应给予拔除，避免引起相关不良事件。一般输注化疗药物的患者，在化疗周期结束时都给予拔除 PICC 导管。

二十八、PICC 置管后可以洗澡吗？

PICC 置管后当然可以洗澡，但是洗澡前需注意做到以下几点：①应避免盆浴、泡浴、蒸桑拿等。②沐浴前可以先用小毛巾包裹置管手臂，外用敷料保鲜膜在肘弯处缠绕 2~3 圈，上下边缘用胶布贴紧。③沐浴时需将置管手臂外展 90° 以避免被水浸湿，淋雨后检查贴膜下有无浸水，如有进水请护士按操作规程更换贴膜。④建议每次更换贴膜前洗澡（更适合冬天），这样能更好地保护导管，避免导管相关感染。

二十九、放置 PICC 导管会影响日常生活吗？

放置 PICC 导管的患者不影响从事一般性日常工作、家务工作、体育锻炼，适度活动，还可以促进血液循环。可多做一些轻微家务，如擦桌扫地、洗碗、洗菜、做饭（置管侧手臂不能做炒菜颠勺动作）等，活动幅度应控制。可进行慢跑、打太极拳、开车等活动。置管侧手臂不宜做肩关节大幅度甩手运动，不宜进行游泳、乒乓球、高尔夫球、网球等使手臂活动剧烈的运动。不宜做引体向上和托举哑铃等持重锻炼，避免置管手臂干重力活，以不超过一热水瓶的重量为准。如果平时喜欢打牌的患者，要留意穿刺侧的导管，是否有折损、折痕。严禁高压注射：PICC 导管不可用于高压注射给药，如果做 CT、MRI 检查时需要加强给药。此种瞬时高压注射极易造成导管破裂。

三十、PICC 置管后，在生活中应注意什么呢？

虽然置入 PICC 是非常安全的操作，但患者在日常生活中仍要注意以下几点：①保持局部清洁干燥，不要擅自私下贴膜。由于卷曲、松动、出汗较多、淋浴等因素导致贴膜出现褶皱、滑落等现象时及时请护士遵照标准程序更换。②注意观察针眼周围有无发红、疼痛、肿胀，有无渗出，如有异常应及时联络医生或护士。③如因为对透明贴膜过敏等原因而必须使用通透性更高的贴膜时，请相应缩短更换贴膜的时间间隔。④注意置管侧衣袖不宜过紧，睡眠时，注意不要压迫穿刺侧肢体。⑤更衣时避免牵拉导管，穿衣时先穿置管侧衣袖，再穿健侧衣袖，脱衣时，先脱健侧衣袖，后脱置管侧衣袖，肘部关节避免剧烈运动。

三十一、如何在院外进行 PICC 导管的维护？

PICC 患者在院外不进行输液治疗期间应每周定时到医院进行一次导管维护。其维护内容包括：更换正压接头、冲洗导管、更换透明敷料。维护时注意事项有：①脉冲式冲管，防止药液、黏性物质残留管壁，阻塞导管。②正压封管，防止血液反流进入导管，阻塞导管。③自下而上去除敷料，切忌将导管带出体外。④将体外导管放置呈弯曲形，以降低导管张力，避免导管在体内外移动。⑤体外导管须完全覆盖透明敷料下，手不能触摸透明敷料区域内皮肤，以免引起感染。⑥告知患者每次更换贴膜时随身携带 PICC 置管维护登记表。

三十二、什么是"肿瘤耐药"？

根据肿瘤细胞的耐药特点，耐药可分为原药耐药和多药耐药两大类。原药耐药是指对一种抗肿瘤药物产生抗药性后，对同类型药物仍敏感；多药耐药是指一种癌细胞对一种抗肿瘤药物产生耐药性，同时对其他非同类药物也产生抗药性，是造成化疗失败的原因之一。

影响化疗结果的一个重要原因是肿瘤发生了对细胞毒药物的耐药性。因此，耐药性的产生机制，尤其是多药耐药性问题是目前研究的一个重点。

第五节　结直肠癌的放射治疗

一、什么是放射治疗？

用各种能量的放射线杀伤癌组织的手段称为放射治疗，简称放疗。放疗作为治疗恶性肿瘤的一个重要手段，对于许多癌症可以产生较好的效果。

放疗可单独应用，可以与手术、化疗等方法相结合。作为综合治疗的一部分，放疗可以提高癌症的治愈率。在手术前先做一段时间的放疗可以使肿瘤体积缩小，还可使原来不能手术的患者争取到手术的机会。对晚期癌症则可通过姑息性放疗达到缓解压迫、止痛等效果。放射治疗的原则是在正常组织能够耐受的条件下，最大限度地杀灭肿瘤细胞。

二、哪些结直肠癌患者需要接受局部放疗？

直肠癌的治愈率与肿瘤的局部控制状态密切相关，放射治疗是手术中最有效的局部治疗手段。因此，局部放疗是直肠癌主要的治疗方法之一，通常与其他的治疗方法结合起来应用，从而达到更好的治疗目的。这种治疗方法不仅可以减少手术后的复发风险，提高根治的可能，还可以帮助出现转移、复发的患者缓解症状，延长寿命。

对于局部晚期直肠癌、低位直肠癌、合并并发症以及已经侵犯周围组织器官的直肠癌，建议进行术前放疗。术前放疗不仅能缩小肿瘤体积，使已经转移的淋巴结缩小或消失，还可以减轻癌性粘连，降低肿瘤细胞活性以及闭合脉管，从而达到降低手术种植、肿瘤分期的目的，提高手术成功率。

腹膜反折以下的直肠癌患者手术后通常需要接受局部放疗，以提高直肠癌局部控制率，从而达到预防远处转移及局部复发的目的。

三、结直肠癌放疗后常见的并发症及注意事项有哪些？

（一）并发症

放疗的副作用是肿瘤患者密切关注的问题。过去由于放疗经验有限，对放射剂量、生物效应掌控不好，可能造成患者较重的放射损伤，给患者留下恐惧的印象。随着放疗设备的不断改进，当前放疗后的反应较轻。其中，放射性直肠炎为主要并发症。由于肠道的正常组织对射线的耐受性比肿瘤组织要差，放疗后局部肠道黏膜水肿，临床上常表现为里急后重感、大便次数增多、黏液血便。根据反应的程度分为轻、中、重3度。

1. 轻度。大便次数 3~5 次/d，无黏液血便，无须特殊治疗。
2. 中度。界于轻、重度之间。
3. 重度。大便次数明显增多，10~20 次/d，主要为黏液或鲜血，需药物治疗，病程较长。

（二）注意事项

放射性直肠炎起病较慢，结束放疗后数月至数年都有发生。另外，手术后腹腔粘连、组织低氧、化学药物等可以加重放疗性损伤。因此，在放疗过程中要随时注意放疗反应，及时报告医生，以便对出现的副作用及时采取相应的治疗措施。

为了减轻放疗期间大肠肠道的反应，宜食用易消化、清淡、少油腻的食物，可以饮用半流饮食或少渣饮食，忌含维生素较多的食物及辛辣刺激、寒凉食品。

第六节 结直肠癌的分子靶向治疗

一、什么是结直肠癌的分子靶向治疗？

分子靶向治疗，是在细胞分子水平上，针对已经明确的致癌位点（该位点可以是肿瘤细胞内部的一个蛋白分子，也可以是一个基因片段），来设计相应的治疗药物，药物进入体内会特异地选择致癌位点来相结合发生作用，使肿瘤细胞特异性死亡，而不会波及肿瘤周围的正常组织细胞，所以分子靶向治疗又被称为"生物导弹"。随着对结直肠癌分子遗传学和生物学的研究不断进步，我们认识到虽然结直肠癌的生物学复杂、多变，且处于动态变化中，但是还是存在着多条驱动肿瘤生长、应答的信号通路。而针对这以特异性细胞信号转导和其他生物途径，来设计相应的药物治疗，就是靶向治疗。结直肠癌的靶向治疗目前来看一般是针对新生血管生成为靶点，或者以表皮生长因子受体（Epidermal Growth Factor Receptor，EGFR）介导的信号道路为靶点，以及联合一致血管内皮生长因子（Vascular Endothelial Growth Factor，VEGF）和 EGFR 多靶点治疗方式。结直肠癌的分子靶向治疗一般不单独使用，主要与细胞毒药物联合使用，使临床疗效得到了显著改善，生存率明显提高。

二、结直肠癌的分子靶向治疗作用方式有哪些？

肿瘤的分子靶向治疗是针对参与肿瘤发生过程中的细胞信号传导和其他生物学途径的治疗手段。结直肠癌的分子靶向治疗作用方式同其他分子靶向治疗药物一样，靶向药物可以通过多种途径干扰肿瘤细胞的增殖和散播。主要有：①干扰和阻断细胞分裂，抑制细胞繁殖并促进其凋亡。②直接作用于与凋亡相关的分子，诱导肿瘤细胞的凋亡。③通过刺激和激活免疫系统，直接识别和杀伤肿瘤细胞。正是由于靶向治疗的出现，促进了肿瘤个体化治疗的发展。

三、目前国内应用于结直肠癌靶向治疗的药物主要有哪些？

国内结直肠癌的靶向治疗的药物目前主要有抗血管内皮生长子（VEGF）单抗和抗表皮生长因子受体（EGFR）单抗两大类。具体包括：

（一）贝伐单抗

贝伐单抗（Bevaeizumab）是人源化单克隆抗体 IgG1，高亲和性结合 VEGF 的所有亚型，阻止 VEGF 与血管内皮生长因子受体（VEGFR）的结合，中和 VEGF 的生物学效应。多项研究表明，血管的高密度与肠癌的复发、转移具有强相关性。贝伐单抗通过抑制血管内皮生长因子的活性，减少了肿瘤血管生成，抑制了癌细胞生长、迁移、浸润，诱发其凋亡。

（二）西妥昔单抗

西妥昔单抗（Cetuximab）是人鼠嵌合型单克隆抗体 IgG1，结合 EGFR 胞外结合域的能力 2 倍于自然配体。通过对与表皮生长因子（EGFR）受体结合的酪氨酸激酶（TK）的抑制作用，阻断细胞内信号转移途径，从而抑制癌细胞的增殖，诱导癌细胞的凋亡，减少基质金属蛋白酶和血管内皮生长因子的产生。

（三）帕尼单抗

帕尼单抗（Panitumumab）是一种完全人源化 IgG2 单克隆抗体，与 EGFR 有更强的亲和力，可以阻断配体诱导的 EGFR 下游信号途径的激活。普遍认为帕尼单抗通过促进细胞凋亡，抑制血管生长以及肿瘤侵袭和转移来发挥抗瘤效应。

四、哪些结直肠癌靶向药物使用前需要做基因检测？需要检测哪些项目？

靶向药物的出现进一步拓展了肿瘤个体化治疗。而通过对患者的基因检测进一步将患者分型分类，为靶向药物的使用提供了有效的依据。在结直肠癌中使用的分子靶向药物中抗 -EGFR 单抗在使用前需要做基因检测，抗 -EGFR 单抗主要包括：西妥昔单抗和帕尼单抗。通过相关基因检测以明确其是否合适使用靶向药物。

通常而言，我们使用靶向药物前需进行的检测有：①K-RAS 检测，该基因的突变与未突变对于靶向药物抗 -EGFR 抗体的使用具有指导意义，研究表明，突变型患者使用 EGFR 抗体无明显获益，所以不建议使用。②BRAF 检测，有研究表明，似乎由于 BRAF 突变，患者无法从抗 -ECFR 抗体治疗中获益。

随着研究的深入，我们发现诸如 NRAS、P13K、PTEN、EGFR 基因的突变等对于抗 -EGFR 抗体的使用具有指导参考意义，但目前尚未应用于临床实践中。随着科技及经济的进步，基因检测必将作为肿瘤个体化疗中极为重要的一环，用于指导患者靶向治疗。

五、哪些结直肠癌患者需要接受靶向治疗？

我们在选择靶向药物的时候首先要评估一下患者的类型适不适合用某一种靶向药物，如抗表皮生长因子受体（EGFR）单抗这类药物，到底用了这个药物以后可以获益多少，有哪些不良反应，将来可能获益达到什么样的水平，这些都是需要我们在用药以前了解的情况。

通常来说，靶向治疗在转移性结直肠癌患者中应用较多，一般常用的靶向药物国内主要有抗血管内皮生长因子（VEGF）单抗和抗表皮生长因子受体（EGFR）单抗。对于抗血管内皮生长因子（VEGF）单抗的使用，因其是抗血管生成的药物，对于患者一般情况尚可，无明显出血倾向者可以使用。对于抗 -EGFR 抗体的应用在使用前，需行 K-RAS 基因检测以明确是否突变，因 K-RAS 基因野生型的患者，有效率较高，可以使用。而 K-RAS 基因如果是突变型的患者，因其获益率较低，目前不建议使用。

六、结直肠癌分子靶向治疗的进展和新药物有哪些呢？

目前结直肠癌的分子靶向治疗发展迅速，许多针对不同靶点的药物层出不穷，让目前的肠癌治疗中出现了很多新的治疗方案，也给结直肠癌患者带来了新的希望。

目前仍处于Ⅲ期临床试验中的新型靶向治疗药物有：阿帕西普、雷莫罗单抗、瑞戈非尼、派立福辛和布立尼布。在这 5 个药物中，前两种药物是血管表皮生长因子（VEGF）抑制剂。而瑞戈非尼、派立福辛和布立尼布是新的胞内信号阻断剂。

（一）阿帕西普

阿帕西普是一种完全人类重组蛋白，由血管表皮生长因子受体-1（VEGFR-1）和 VEGFR-2 的胞外结构域与人 IgG1 恒定区组成，它作为 VEGF 的可溶性受体诱饵，与 VEGF-A、VEGF-B 和胎盘生长因子有很高的亲和力。在临床研究中发现，它能够干预微小转移灶的生长，使现有的肿瘤血管退化和正常化，并可以抑制血管的新生。

（二）雷莫罗单抗

雷莫罗单抗是抗 VEGFR-2 的人类单克隆抗体，而 VEGFR-2 是被认为介导肿瘤血管生成的主要 VEGFR。通过二者的结合，使得肿瘤血管生成受到抑制而产生抗肿瘤生长作用。

（三）瑞戈非尼

瑞戈非尼是口服的二苯基多激酶抑制剂，结构与索拉菲尼类似。靶向作用于血管再生成和肿瘤生长通路的相关激酶，从而产生抗肿瘤作用。

（四）布立尼布

布立尼布是第二个可以口服的受体酪氨酸激酶抑制剂，特异性地抑制 VEGF 和 FGF 信号通路，从而达到抑制肿瘤生长的目的，且有研究发现，其抗结直肠癌的活性似乎与 K-EAS 基因状态无关，只进一步拓展了靶向药物的应用人群。

（五）派立福辛

派立福辛作为目前正在进行开发的新药，是第一个同时抑制几个关键信号传导通路的靶向药物，包括 AKT 和 NF-KB 的口服烷基磷脂。有研究显示，其通过一个 NF-KB 信号通路可以恢复多种 5-FU（氟尿嘧啶）耐药的人类细胞株、活体鼠肿瘤模型以及人类移植模型的化疗敏感性。而且，派立福辛会选择性地作用于肿瘤细胞内，发挥抗肿瘤作用。

第四章　结直肠癌患者的心理护理

　　结直肠癌是危害健康常见的恶性肿瘤，有发病率高、病程进展缓慢等特点。患者不仅要承受肿瘤本身和身体残缺的双重打击，而且要面对肿瘤的手术转移、复发等压力，还要面对手术治疗和放化疗的毒副作用所带来的身心方面的挑战。因此，结直肠癌患者心理障碍发生率远高于其他恶性肿瘤，调查显示，治疗期间患者心理异常的发生率达90%以上，人际交往能力下降，不能恢复到正常的生活和工作中，出现自卑、多疑、敏感、胆怯等心理状况，而且经常出现情绪焦虑、抑郁等心理特点。

第一节　结直肠癌患者的心理特点

一、癌症患者的不同阶段，心理反应有什么不同？

　　一般癌症患者具有共同的强烈的负性的心理反应，不同的疾病阶段心理反应各有特殊性。

　　（一）**诊断初期**

　　诊断初期患者焦虑、抑郁、恐惧和绝望。食欲、睡眠、行为异常，部分患者有自损行为，有自杀念头。随之依赖被动性增加，疑心加重，夸大身体的变化或过分警觉，行为变得幼稚，自尊心增强，渴望得到关怀照顾。

　　（二）**治疗康复阶段**

　　治疗康复阶段患者对不同治疗措施可产生不同的身心反应，对治疗缺乏信心，如回避手术或寻求其他解决方法，担心疾病是否能治愈。

　　（三）**复发阶段**

　　复发阶段类似于诊断阶段，对治疗的信任感明显降低，寻求其他非医学的治疗方法比如民间偏方，甚至是"江湖神医"等更为常见。

　　（四）**终极阶段**

　　终极阶段患者常见的情绪反应是恐惧和绝望。

二、结直肠癌患者都有哪些心理特点？

（一）否认

不敢面对现实，否认癌症的诊断，怀有侥幸心理，寄希望于诊断错误，以"否认"作为自己的心理反应封闭起来。

（二）易怒

情绪极度暴躁，稍遇挫折便大发脾气，做任何事，都必须以自己为中心，极度情绪化，不肯配合治疗。

（三）焦虑

情绪反应强烈，精神极为紧张，坐卧不安，夜不能眠，常陷入惊慌恐惧之中。

（四）抑郁

对治疗缺乏信心，消沉、少动、沉默少语、心事重重、悲观失望，不配合治疗。

（五）恐惧

有些患者可能觉得患上癌症很丢人，而且要面对死亡的威胁，面对日益加重的病痛的折磨和治疗的不良反应；同时还要面对可能失去职业、地位、经济来源等方面的种种困境。

（六）疑惑

总是怀疑医生是否诊断错误，手术是否把癌灶部位切除干净了，医生和家人是否不肯把真实的病情告诉自己。

（七）孤独

因长期患病而不能参加工作、学习、家务劳动等，切断了与社会工作单位、亲朋好友及家庭成员之间的联系，失去了正常的社会适应性。

三、情绪会影响结直肠癌患者术后康复吗？

多数恶性肿瘤患者有过长期不正常的情绪状态，尤其是过度紧张和过度抑郁。这些负性情绪对机体免疫系统有抑制作用，阻碍免疫细胞的运作，使机体抵抗力下降。同时影响对肿瘤细胞的免疫监视，致使肿瘤细胞活跃，促进肿瘤发生和发展。

第二节　结直肠癌患者的心理指导

一、如何指导结直肠癌患者进行情绪调节？

（一）勇敢地面对消极情绪

逃避是人之常情，但不能一味地逃避，逃避只会加剧消极情绪的体验，要找出可以改善消极情绪的途径。

（二）合理宣泄

情绪是健全心理中不可缺少的一面，对正常的情绪就不能过多压抑，而要加以宣泄，直接的宣泄就是直接针对引发情绪的刺激来表达情绪，当直接发泄对于别人或自己不利时，则可以用间接发泄使情绪得到出路。如向亲友诉说，进行体育锻炼、文娱活动等。

（三）适当控制

要控制情绪，首先必须承认某种情绪的存在；其次，要弄清产生该情绪的原因；最后，对于使人不愉快的挫折情境要寻求适当的途径去克服它或是躲开它。

（四）转移

在发生情绪反应时，头脑中有一个较强的兴奋灶，此时如果另外建立一个或几个新的兴奋灶，便可抵消或冲淡原来的优势中心。当火气上涌时，有意识地转移话题或做点别的事情来分散注意力，便可使情绪得到缓解。

（五）自我安慰

为了减少内心失望，找一个合理的理由来安慰自己，以此冲淡内心的不安与痛苦。这种自我安慰要适度，多则会妨碍自己去追求真正需要的东西。

二、对于结直肠癌患者的心理问题，家属能做些什么来帮助他们？

（一）聆听

在未向患者提供任何意见以前，必须先聆听及了解患者，并容许患者表达及探讨一些在现实生活中不被接受的意见。让患者感受到家人的关心和理解。

（二）安慰

耐心安慰患者，通过了解结直肠癌的疾病知识让患者了解到癌症并非不治之症，使其树立起战胜疾病的信心。通过一些治疗成功的结直肠癌患者现身说法，增加患者与癌症做斗争的勇气。

（三）转移话题

当话题有可能涉及患者敏感话题时，巧妙地转移话题；鼓励和陪伴患者参加一些有益的业余活动，将其闲暇时间用唱歌跳舞、写字绘画、旅游下棋等活动予以填充。

（四）暗示方法

家属经常把一些好的治疗进程和好的检查结果及时告诉患者，可以适当隐瞒部分不利的情况，这不是对患者欺骗，而是善意的谎言。

三、什么情况下患者需要找专业的心理医生来帮助？

在多数情形下，结直肠癌患者出现的心理问题都是一个自然而短暂的反应。可是一旦出现严重的心理问题时，一定要找专业的心理医生为其治疗。

典型及较严重的抑郁症先兆包括：大部分时间是情绪低落；体重并非节食但在一个月内减轻了5%以上；对差不多所有的日常活动失去了兴趣及感到不开心；食欲严重地增加或减退；差不多每天都失眠或睡眠过度；差不多每天都感到疲倦或没有精力；差不多每一天都感到极度烦躁或变得迟钝；差不多每天都感到自己一文不值或有过量、非理性的内疚感；差不多每天都感到难以思考、集中精神或做决定；觉得无助，经常有死亡的意识及自杀的念头。

当患者出现上述症状的一条或是几条，就应尽早去找心理医生诊治，以利于病情的恢复。

第五章　结直肠癌患者的饮食护理

第一节　饮食与营养

饮食与营养（Diet and Nutrition）和健康与疾病有非常重要的关系。合理的饮食与营养可以保证机体正常生长发育，维持机体各种生理功能，促进组织修复，提高机体免疫力。而不良的饮食与营养可以引起人体各种营养物质失衡，甚至易导致各种疾病的发生。此外，当机体患病时，通过适当的途径给予患者均衡的饮食以及充足的营养也是促进患者康复的有效手段。因此，护士应掌握饮食与营养的相关知识，正确地评估患者的饮食与营养状况等，制订科学合理的饮食治疗计划，并采取适宜的供给途径实施饮食治疗计划，以促进患者尽快康复。

为了维持生命与健康、预防疾病及促进疾病康复，人体必需从食物中获取一定量的热能及营养素。护士必须掌握人体对营养的需要，饮食、营养与健康的关系，才能够采取有效的措施，满足患者在疾病康复过程中的营养需求，从而达到恢复健康和促进健康的目的。

一、热能的主要来源是什么？

热能（Energy）是一切生物维持生命和生长发育及从事各种活动所必需的各种能量，由食物内的化学潜能转化而来，通常以卡路里（Calorie，kal）为单位，国际标准的能量单位是焦耳（Joule，J）。人体的主要热能来源是碳水化合物，其次是脂肪、蛋白质。因此，这些物质又称为"热能营养素"。它们的产热量分别为：碳水化合物4kcal/g，脂肪9kcal/g，蛋白质4kcal/g。

人体对热能的需要量受年龄、性别、生理特点及劳动强度等因素的影响。根据中国营养学会的推荐标准，我国成年男子的热能供给量为9.41～12.55MJ/d，成年女子为7.53～10.04MJ/d。

二、人体需求的营养素有哪几类？

营养素（Nutrient）是能够在生物体内被利用，具有供给能量、构成机体及调节和维持生理功能的物质。人体所需的营养素有六大类：蛋白质、脂肪、碳水化合物、矿物质和微量元素、维生素和水。各种营养素的生理功能、主要来源及每日供给量如表 5-1 所示。

表 5-1　人体需要的营养素

营养素	生理功能	主要来源	每日供给量
蛋白质	构成、更新及修复人体组织；构成人体内的酶、激素、抗体、血红蛋白、尿纤维蛋白等，以调节生理功能；维持血浆渗透压；提供热能	肉、蛋、乳及豆类	65g
脂肪	提供及储存热能；构成身体组织；供给必需脂肪酸；促进脂溶性维生素的吸收；维持体温，保护脏器；增加饱腹感	动物性食品、食用油、坚果类等	占总热能的 20%~30%
碳水化合物	提供热能，参与构成机体组织，保肝解毒；抗生酮作用	谷类和根茎类食品（如粮食和薯类），各种食糖（蔗糖、麦芽糖等）	占总热能的 50%~65%
矿物质			
钙	构成骨骼与牙齿的主要成分，调节心脏和神经的正常活动，维持肌肉紧张度，参与凝血过程，激活多种酶，降低毛细血管和细胞膜的通透性	奶及奶制品、海带、小虾米皮、芝麻酱、豆类、绿色蔬菜、骨粉、蛋壳粉	800mg
磷	构成骨骼、牙齿、软组织的重要成分，促进物质活化，参与多种酶、辅酶的合成，调节能量释放，调节酸碱平衡	广泛存在于动、植物食品中	720mg
镁	多种酶的激活剂，维持骨骼生长和神经肌肉的兴奋性，影响胃肠道功能，影响甲状腺分泌等	大黄米、大麦、黑米、麦皮、黄豆等	330mg
铁	组成血红蛋白与肌红蛋白，参与氧的运输；构成某些呼吸酶的重要成分，促进生物氧化还原反应	动物肝脏、动物全血、肉蛋类、豆类、绿色蔬菜	男性：12mg 女性：20mg
锌	促进机体发育和组织再生，参与构成多种酶，促进食欲，促进维生素 A 的正常代谢和生理功能，促进性器官与性功能的正常发育，参与免疫过程	动物食品、海产品、奶、蛋、坚果类等	男性：12.5mg 女性：7.5mg
碘	参与甲状腺素的合成	海产品、海盐	120μg

续表

营养素	生理功能	主要来源	每日供给量
脂溶性维生素			
维生素 A	维持正常夜视功能，保持皮肤与黏膜的健康，增强机体免疫力，促进生长发育	动物肝脏、鱼肝油、奶制品、禽蛋类、有色蔬菜及水果等	男性：800μgRAE 女性：200μgRAE（维生素当量①）
维生素 D	调节钙磷代谢，促进钙磷吸收	海鱼及动物肝脏、蛋黄、奶油；体内转化	10μg
维生素 E	抗氧化作用，保持红细胞完整性，改善微循环；参与 DNA、辅酶 Q 的合成	植物油、谷类、坚果类、绿叶蔬菜等	14mgα-TE（α生育酚当量②）
维生素 K	合成凝血因子，促进血液凝固	肠内细菌合成；绿色蔬菜、肝脏	800μg
水溶性维生素			
维生素 B_1	构成辅酶 TPP，参与糖代谢过程，影响某些氨基酸与脂肪的代谢，调节神经系统功能	动物内脏、肉类、豆类、花生、未过分精细加工的谷类	男性：1.4mg 女性：1.2mg
维生素 B_2	构成体内多种辅酶，参加人体内多种生物氧化过程；促进生长、维持健康；保持皮肤和黏膜完整性	动物内脏、禽蛋类、奶类、豆类、花生、新鲜绿叶蔬菜等	男性：1.4mg 女性：1.2mg
维生素 B_6	构成多种辅酶，参加物质代谢	畜禽肉及其内脏、鱼类等	1.4mg
维生素 B_{12} 及叶酸	为细胞的核酸和核蛋白合成代谢过程中所必需的物质，促进红细胞发育与成熟	动物内脏、发酵豆制品、新鲜绿叶蔬菜	维生素 B_{12}：2.4μg 叶酸：400μgDFE（叶酸当量③）
维生素 C	保护细胞膜，防治维生素 C 缺乏病；促进铁吸收和利用；促进胶原、神经递质、抗体合成；参与胆固醇代谢	新鲜蔬菜和水果	100mg
水	构成人体组织，调节体温，溶解并运送营养素和代谢产物，维持消化、吸收功能，润滑作用，直接参加体内氧化还原反应	饮用水、食物中水、体内代谢水	2~3L

注：表中营养素供给量采用中国营养学会 2013 版《中国居民膳食营养素参考摄入量》

①1μg 维生素当量（RAE）= 膳食或补充剂来源全反式维生素（μg）+1/2 补充剂纯品全反式 β-胡萝卜素（μg）+1/2 膳食全反式 β-胡萝卜素（μg）

②膳食总 α 生育酚当量（α-TE，mg）= 1×α 生育酚（mg）+0.5×β 生育酚（mg）+0.1×γ 生育酚（mg）+0.02×δ 生育酚（mg）+0.3×α 三烯生育酚（mg）

③膳食叶酸当量（DEF，μg）= 天然食物来源叶酸 90（μg）+1.7×合成叶酸（μg）

三、饮食、营养与健康的关系？

食物是人类赖以生存的物质基础，合理的饮食及平衡的营养是维持健康的基本条件之一，不合理的饮食不利于健康。

（一）合理饮食与健康

合理的饮食对于维持及促进机体健康有非常重要的作用。

1. 促进生长发育。营养素是维持生命活动的重要物质基础，对人体发育起着决定性作用。某些营养素的缺乏可影响患者的身心生长发育。

2. 构成机体组织。蛋白质是构成机体的重要成分，糖类参与构成神经组织，脂类参与构成细胞膜，生物素参与构成合成酶和辅酶，钙、磷是构成骨骼的主要成分。

3. 提供能量。碳水化合物、蛋白质、脂肪在体内氧化可提供能量，供给机体进行各种生命活动。

4. 调节机体功能。神经系统、内分泌系统及各种酶类共同调节人体的活动，这些调节系统也是由各种营养素构成的。另外，适当的蛋白质及矿物质中的各种离子对维持机体内环境的稳定也具有重要的调节作用。

（二）不合理饮食与健康

某些营养素的过多、过少或饮食不当都可能损害健康，并影响某些疾病的发生与发展。

1. 营养不足。食物单调或短缺可造成营养缺乏性疾病，如缺铁性贫血、佝偻病等。

2. 营养过剩。营养过剩可造成某些营养失调性疾病，如肥胖、心脑血管疾病、恶性肿瘤等。

3. 饮食不当。多种因素，如饮食处理不当、食品搁置过久、生熟食品交叉感染污染、暴饮暴食等均可引起一些食源性疾病，如胃肠炎。不卫生的饮食或食入有毒食物时可引起食物中毒。某些人对特定食物还可发生过敏反应。

四、中国居民平衡膳食宝塔包含哪些内容？

中国居民平衡膳食宝塔是根据中国居民膳食指南，结合中国居民的膳食把平衡膳食的原则转化成各类食物的重量，便于大家在日常生活中实行。平衡膳食宝塔提出了一个营养比较理想的膳食模式。它所建议的实物量，特别是奶类和豆类的量可能与大多数人当前的实际膳食还有一定的距离，对某些贫困地区来讲可能距离还很远，但为了改善中国居民的膳食营养状况，这是不可缺的，应把它看作是一个奋斗目标。

平衡膳食宝塔说明见图5-1：

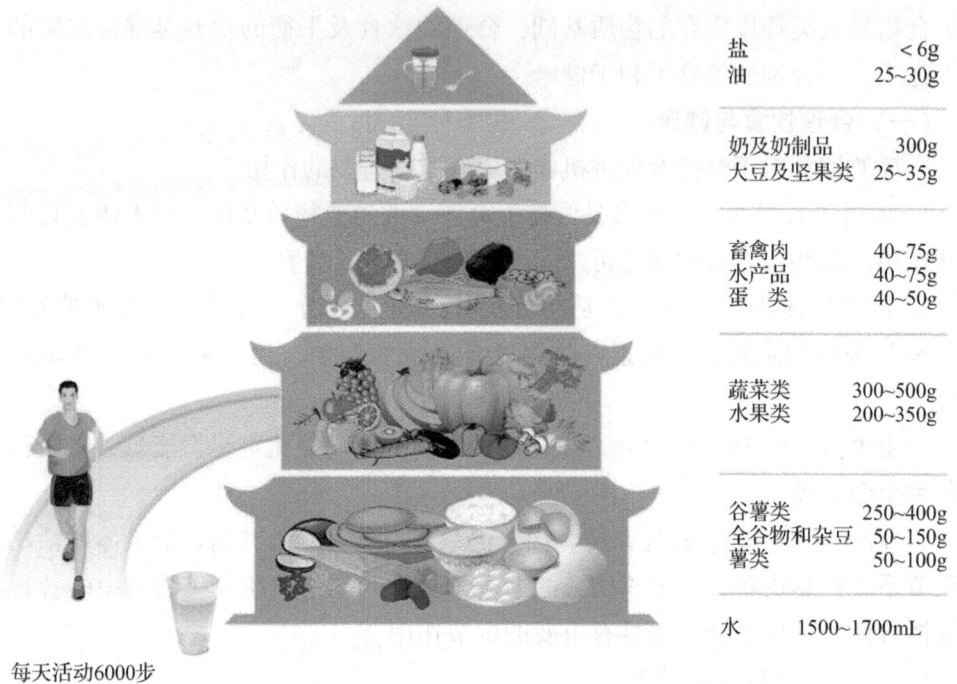

盐	< 6g
油	25~30g
奶及奶制品	300g
大豆及坚果类	25~35g
畜禽肉	40~75g
水产品	40~75g
蛋 类	40~50g
蔬菜类	300~500g
水果类	200~350g
谷薯类	250~400g
全谷物和杂豆	50~150g
薯类	50~100g
水	1500~1700mL

每天活动6000步

图5-1 中国居民平衡膳食宝塔（2016）

1. 平衡膳食宝塔共分5层，包含我们每天应吃的主要食物种类。宝塔各层位置和面积不同，这在一定程度上反映出各类食物在膳食中的地位和应占的比重。谷类食物位居底层，每人每天应该吃250~400g；蔬菜和水果占据第二层，每天应吃300~500g和200~350g；鱼、禽、肉、蛋等动物性食物位于第三层，每天应该吃120~200g（鱼虾类40~75g，畜、禽肉40~75g，蛋类40~50g）；奶类和豆类食物合占第四层，每天应吃奶类及奶制品300g和豆制品25~35g。第五层塔尖是油盐类，油摄入每天25~30g，盐每天摄入不超过6g。宝塔没有建议糖的摄入量。因为我国居民现在平均吃糖的量还不多，少吃些或适当多吃些可能对健康影响不大。但多吃糖有增加龋齿的危险，尤其是儿童、青少年不应吃太多的糖食品。

2. 宝塔建议的各类食物的摄入量一般是指食物的生重，各类食物的组成是根据全国营养调查中居民膳食的实际情况计算的，所以每一类食物的重量不是指某一种具体食物的重量。

（1）谷类：谷类是面粉、大米、玉米粉、小麦、高粱等的总和，它们是膳食中能量的主要来源，在农村中也往往是膳食中蛋白质的主要来源。多种谷类掺着吃比单吃一种好，特别是以玉米或高粱为主要食物时，应当更重视搭配一些其他的谷类或豆类食物。加工的谷类食品如面包、烙饼、切面等应折合成相当的面粉量来计算。

（2）蔬菜和水果：蔬菜和水果经常放在一起，因为它们有许多共性。但蔬菜和水果终究是两类食物，各有优势，不能完全互相替代。尤其是儿童，不可只吃水果不吃蔬菜。蔬菜、水果的重量按市售鲜重计算。一般来说，红、绿、黄色较深的蔬菜和深黄色水果含营养素比较丰富，所以应多选用深色蔬菜和水果。

（3）鱼肉蛋：鱼、肉、蛋归为一类，主要提供动物性蛋白质和一些重要的矿物质和维生素，但它们彼此间也有明显区别。

鱼、虾及其他水产品含脂肪很低，有条件可以多吃一些。这类食物的重量按购买时鲜重计算。肉类包含畜肉、禽肉及内脏，重量按屠宰清洗后的重量来计算。这类食物尤其是猪肉含脂肪较高，所以生活富裕时也不应该吃过多肉类。蛋类含胆固醇相当高，一般每天不超过 1 个为好。

（4）奶类和豆类食物：奶类及奶制品当前主要包含鲜牛奶和奶粉。宝塔建议的 100g 按蛋白质和钙的含量来折合，约相当于鲜奶 200g 或奶粉 28g。中国居民膳食中普遍缺钙，奶类应是首选补钙食物，很难用其他类食物代替。有些人饮奶后有不同程度的胃肠道不适，可以试用酸奶或其他类食物代替。豆类及豆制品包括许多品种，宝塔建议的 50g 是个平均值，根据其提供的蛋白质可折合为大豆 40g 或豆腐干 80g。

3. 水是膳食的重要组成部分，其需要量受年龄、环境温度、身体活动等因素影响。在温和气候条件下生活的轻体力活动成年人每日饮水 1500~1700mL。饮水不足或过多都会对人体健康带来危害。饮水应少量多次，要主动，不应感到口渴再喝水。

五、中国居民膳食餐盘包括哪些内容？

中国营养学会在 2016 年的时候，提出中国居民膳食餐盘的概念和指导。中国居民平衡膳食餐盘同样是膳食指南核心内容的体现，膳食餐盘描述了一餐膳食的食物组成和大致用量比例，形象直观地展现了平衡膳食的合理组合与搭配。餐盘分成谷薯类、蔬菜类、水果类、鱼肉蛋豆类四部分，蔬菜和谷物比重所占的面积最大，占重量 27%~35%，提供蛋白质的动物性食品所占面积最少，占总膳食重量的 15% 左右，餐盘旁牛奶杯提示了奶制品的重要性。餐盘适用于 2 岁以上的健康人群。按照餐盘的食物比例来搭配膳食，易于达到营养需要。餐盘上各类食物的比例展示简洁、直观明了，易于我们理解日常餐盘里膳食搭配的构成。有助于居民认识膳食中的谷物、蔬菜和水果等植物性食物为主体，以及奶制品的重要性（图 5-2）。

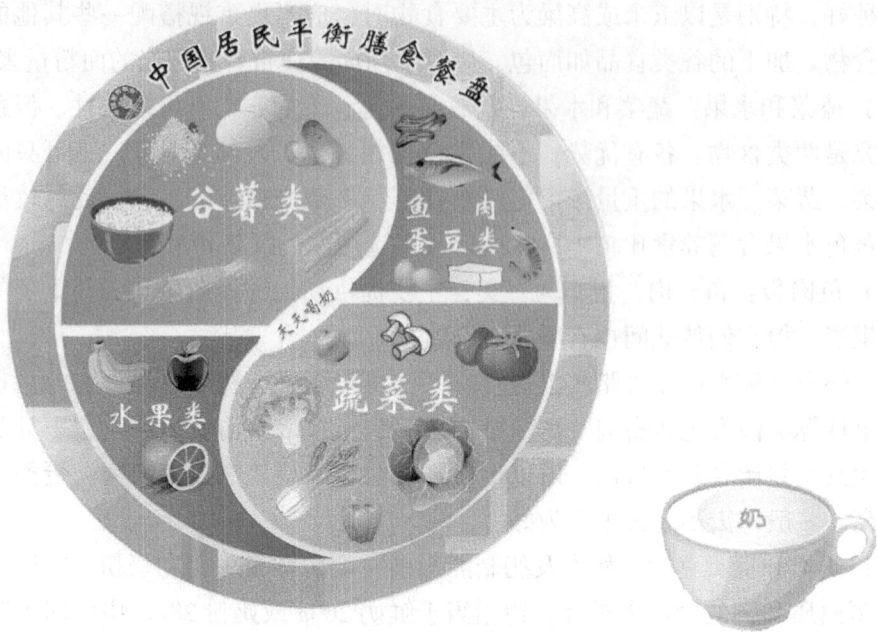

图 5-2　中国居民平衡膳食餐盘

（一）食物多样

食物种类要多，以谷类为主，每天 250~400g（每餐 75~16g），其中全谷物 50~150g（每餐 15~60g），薯类适量。

（二）餐餐有蔬菜

吃不同种类蔬菜，每天 300~500g（每餐 100~200g），每天吃 5 种以上，新鲜深色叶菜占到一半。

（三）天天吃水果

多吃新鲜水果，每天 200~350g（每餐 70~150g），果汁不能代替鲜果。

（四）吃适量鱼肉蛋豆类

动物性食物每天 120~200g（每餐 35~80g），优选鱼和禽，多吃豆制品。

（五）一天一杯奶

选择多种乳制品，达到 300g 鲜奶量（每餐 100~120g）。

六、饮食、营养与疾病痊愈的关系？

人体患病时常伴有不同程度的代谢变化，需要特定的饮食及营养来辅助治疗疾病，促进健康。

（一）补充额外损失及消耗的营养素

疾病和创伤可引起代谢的改变、热能的过度消耗以及某些特定营养素的损失。

若能及时合理地调整营养素的摄入，补充足够的营养，则可使机体内糖原分解、蛋白质消耗减少，从而提高患者的抵抗力，促进创伤组织的修复及疾病的痊愈。

（二）辅助诊断及治疗疾病

特定的饮食能够辅助诊断或治疗某些疾病，促进疾病的痊愈。特定的饮食可作为辅助诊断方法，如隐血试验饮食可辅助诊断怀疑有消化道出血的疾病。对于某些疾病，饮食治疗已经成为重要的治疗手段之一。控制热量可使肥胖患者体重减轻，增加营养可以纠正营养不良。调整食物组成，减少某种营养素的摄入可以减轻特定脏器的负荷，如肾衰时控制钠盐的摄入可减轻肾脏的负担。控制某些营养成分的摄取可以控制疾病的发展，如Ⅰ型糖尿病、高血压等。某些情况下需要特殊的饮食营养支持，如胃肠内营养、胃肠外营养。根据疾病的病例生理特点，相应的饮食治疗方案和特定的饮食配方，可以增强机体抵抗力，促进组织修复和恢复代谢功能。

七、如何进行营养状况的评估？

营养评估是健康评估中的重要组成部分。选择恰当的饮食治疗与护理方案、改善患者的营养状况及促进患者的康复具有重要的指导意义。

（一）影响因素的评估

影响饮食与营养的因素有身体因素、心理因素及社会因素等。

1. 身体因素

（1）生理因素

①年龄。人在生长发育过程中的不同阶段对热能及营养素的需要量有所不同。婴幼儿生长速度快，需要高蛋白、高矿物质及高热量饮食；母乳喂养的婴儿还需要补充维生素 D、维生素 K、铁等营养素。幼儿及学龄前期儿童应确保摄入充足的脂肪酸，以满足大脑及神经系统的发育。青少年需摄入足够的蛋白质、维生素和微量元素如钙、铁、碘等。老年人新陈代谢慢，每日所需的热量减少，但对钙的需求增加。不同年龄的患者对食物质地的选择也有差异，如婴幼儿咀嚼及消化功能尚未完善、老年人咀嚼及消化功能减退，应给与软质易消化食物。另外，不同年龄的患者可有不同的饮食喜好。

②活动量。各种活动是能量代谢的主要因素，活动强度、工作性质、工作条件不同，热能消耗也不同。活动量大的个体对热能及营养素的需求大于活动量小的个体。

③特殊生理状况。处于妊娠期、哺乳期的女性对营养的需求显著增加，同时会有饮食习惯的改变。妊娠期女性摄入营养素的比例应均衡，同时需要增加蛋白质、铁、碘、叶酸的摄入量，在孕期的后 3 个月尤其要增加钙的摄入量。哺乳期女性在

每日的饮食基础上再加 500kcal 热量，对蛋白质等物质的需要量增加到 65g/d，同时应注意维生素 B 及维生素 C 的摄入。

（2）病理因素

①疾病及药物影响。许多疾病可影响患者的食物及营养的摄取、消化、吸收及代谢。口腔、胃肠道疾患可直接影响食物的摄取、消化和吸收。当患有高代谢疾患如发热、烧伤、甲状腺功能亢进等或慢性消耗性疾病时，机体对热量的需求量较正常增加。伤口愈合与感染期间，患者对蛋白质的需求较大。若从尿液或引流液流失大量的蛋白质、体液和电解质，则患者需要增加相应营养素的摄入。若某种原因引起患者味觉、嗅觉异常，可能影响其食欲，导致营养摄入不足。若身体不适引起焦虑、悲哀等不良情绪，也可影响患者食欲。

患病后的用药也会影响患者的饮食及营养。有的药物可增进食欲，如盐酸赛庚啶、胰岛素、类固醇类药物等；有的药物可降低食欲，如非肠溶性红霉素、氯贝丁酯等；有的药物可影响营养素的吸收，如长期服用苯妥英钠可干扰叶酸和维生素 C 的吸收、考来烯胺可阻止胆固醇的吸收、利尿剂及抗酸剂容易造成矿物质缺乏；有的药物可影响营养素的排泄，如异烟肼使维生素 B_6 排泄增加；有的药物可杀灭肠内正常菌群，使一些维生素的来源减少，如磺胺类药物可使维生素 B 及维生素 K 在肠内的合成发生障碍。

②食物过敏。某些人对特定的食物如牛奶、海产品等过敏，出现腹泻、哮喘、荨麻疹等过敏反应，影响营养的摄入和吸收。

2. 心理因素

一般情况下，焦虑、忧郁、恐惧、悲哀等不良情绪可引起交感神经兴奋，抑制胃肠道蠕动及消化液的分泌，使人食欲降低，引起饮食过少、偏食、厌食等。愉快、轻松的心理状态则会促进食欲。有些患者在进食时会有不正常心理状态，如在孤独、焦虑时就想吃食物。

3. 社会因素

（1）经济状况。经济情况直接影响人们的购买力，影响人们对食物的选择，从而影响其营养状况。经济状况良好者应注意有无营养过剩，而经济状况较差者应防止营养不良。

（2）饮食习惯。每个人都会有自己的饮食习惯，包括食品的选择、烹调方法、饮食方式、饮食嗜好、进食时间等。饮食习惯受民族、宗教信仰、社会背景、文化习俗、地理位置、生活方式等影响。不同民族及宗教信仰的人可能有不同的饮食禁忌，如佛教徒很少摄入动物性食物，可能会引起特定营养素的缺乏。我国有"东酸西辣，南甜北咸"的饮食特色，如东北人喜食酸菜，其中含有较多的亚硝胺类的物质，易发生消化系统肿瘤。饮食习惯不佳，如偏食、吃零食等，可造成某些营养素的摄取量过多或过少，导致不平衡。嗜好饮酒者，长期大量饮酒可使食欲减退，导致营养不良。

（3）饮食环境。进食时周围的环境、食具的洁净、食物的色、香、味等都可影响人们对食物的选择及摄入。

（4）生活方式。现代高效率、快节奏的生活方式使食用快餐、速食食品的人越来越多。

（5）营养知识。正确的理解和掌握营养知识有助于人们摄入均衡的饮食和营养。如果患者不了解营养素的每日需要量和食物的营养成分等基本知识，生活中存在关于饮食营养知识方面的误区，就可能出现不同程度的营养失调。

（二）饮食营养的评估

1. 饮食状况的评估。对患者饮食状况的评估可明确患者是否存在影响营养状况的饮食问题。

（1）用餐情况。注意评估患者用餐的时间、频次、方式、规律等。

（2）摄食种类及摄入量。食物种类繁多，不同食物中营养素的含量不同，注意评估患者摄入食物的种类、数量及相互比例是否适宜，是否易被人体消化吸收。

（3）食欲。注意评估患者食欲有无改变，若有改变，注意分析原因。

（4）其他。应注意评估患者是否服用药物、补品并注意其种类、剂量、服用时间。有无食物过敏史、特殊喜好，有无咀嚼不便、口腔疾患等可影响其饮食状况的因素。

2. 体格检查。通过对患者的外貌、皮肤、毛发、指甲、骨骼和肌肉等方面的评估可初步确定患者的营养状况（表5-2）。

表5-2 不同营养状况的身体特征

项目	营养良好	营养不良
外貌	发育良好、精神、有活力	消瘦、营养不良、缺乏兴趣、倦怠、疲劳
皮肤	皮肤光泽、弹性良好	无光泽、干燥、弹性差、皮肤过淡或过深
毛发	浓密、有光泽	缺乏自然光泽、干燥稀疏
指甲	粉色、坚实	粗糙。无光泽、易断裂
口唇	柔润、无裂口	肿胀、口角裂、口角炎症
骨骼和肌肉	肌肉结实、皮下脂肪丰满、有弹性、骨骼无畸形	肌肉松弛无力，皮下脂肪菲薄，肋间隙，锁骨上窝凹陷，肩胛骨和骨骼突出

3. 人体测量。人体测量通过对人体有关部位的长度、宽度、厚度及维度的测量，以达到根据个体的生长发育情况了解其营养状况的目的。临床最常用的是身高、体重、皮褶厚度和上臂围。

（1）身高、体重。身高和体重是综合反映生长发育及营养状况的最重要的指标。由于身高、体重除受营养因素影响外，还受遗传、种族等多方面因素影响，因此在评价营养状况时需要测量身高、体重并用测得的数值与人体正常值进行比较。测量出患者的身高、体重，然后按公式计算出标准体重，并计算实测体重占标准体重的百分比。百分数在±10%之内为正常范围，增加10%~20%为超重，超过20%为肥胖，减少10%~20%为消瘦，低于20%为明显消瘦。

标准体重的加算公式为：我国常用的标准体重的计算公式为Broca公式的改良公式。

男性：标准体重（kg）＝身高（cm）-105

女性：标准体重（kg）＝身高（cm）-105-2.5

实测体重占标准体重的百分数计算公式：

$$\frac{实测体重-标准体重}{标准体重}\times100\%$$

近年来还采用身高和体重的比例来衡量体重是否正常，称为体重指数（Body Mass Index，BMI）即体重（kg）/[身高（m）]^{2}的比值。按照中国营养学会的标准，BMI≥28为肥胖，28>BMI≥24为超重，BMI<18.5为消瘦。

（2）皮褶厚度。皮褶厚度又称皮下脂肪厚度，反映身体脂肪含量，对判断消瘦或肥胖有重要意义。常用测量部位有：肱三头肌部，即右上臂肩峰与尺骨鹰嘴连线中点处；肩胛下部，即右肩胛下角处；腹部，即距脐左侧1cm处。测量时选用准确的皮褶计，测定3次取平均值。三头肌皮褶厚度最常用，其正常参考值为：男性12.5mm，女性16.5mm。所测数据可与同年龄的正常值相比较，较正常值小35%~40%为重度消耗，25%~34%为中度消耗，24%以下为轻度消耗。

（3）上臂围。上臂围是测量上臂中点位置的周长。可反映肌蛋白贮存和消耗程度，是快速而简便的评价指标，也可反映热能代谢的情况。我国男性上臂围平均为27.5cm。测量值>标准值90%为营养正常，90%~80%为轻度营养不良，80%~60%为中度营养不良，<60%为严重营养不良。

4. 生化指标及免疫功能的评估。生化检验可以测定人体内各种营养素水平，是评价人体营养状况的较客观指标，可以早期发现亚临床营养不足。免疫功能测定可了解人体的免疫功能状况，间接反映集体营养状况。生化指标检测常用方法有测量血、尿中某些营养素或排泄物中代谢产物的含量，如血、尿、粪常规检验，血清蛋白、血清转铁蛋白、血脂、血清钙的测定，电解质、pH等的测定，也可进行营养素耐量试验或负荷试验，或根据体内其他生化物质的检查间接推测营养素水平等，目前常用的检查包括血清蛋白质水平、氮平衡试验及免疫功能测定。

八、如何进行病区饮食护理？

（一）病区的饮食管理

患者入院后，由病区负责医生根据患者病情开出饮食医嘱，确定患者所需的饮食种类。护士根据医嘱填写住院饮食通知单，送交营养室，并填写在病区的饮食单上，同时在患者的床尾或床头注上相应标记，作为分发饮食的依据。

因病情需要而更改饮食时，如半流质饮食改为软质饮食、手术前需要禁食或病愈出院需要停止饮食等，需由医生开出医嘱。护士按医嘱填写饮食更改通知单或饮食停止通知单，送交订餐人员或营养师，由其做出相应处理。

（二）患者的饮食护理

1. 患者进食前的护理

（1）饮食教育。由于饮食习惯不同、缺乏营养知识，患者可能对于医院的某些饮食不理解，难以接受。护士应根据患者所需的饮食种类对患者进行解释和指导，说明意义，明确可选用和不宜选用的食物和进餐次数等，取得患者的配合。饮食指导时应尽量符合患者的饮食习惯，根据具体情况指导和帮助患者摄取合理的饮食，尽量用一些患者容易接受的食物代替限制的食物，使用替代的调味品或作料，以使患者适应饮食习惯的改变。良好的饮食教育能使患者理解并愿意遵循饮食计划。

（2）进食环境准备。舒适的进食环境可使患者心情愉快，促进食欲。患者进食的环境应以清洁、整齐、空气新鲜、气氛轻松愉快为原则。

①进食前暂停非紧急的治疗及护理工作。

②病室内如有危重或呻吟的患者，应以屏风遮挡。

③整理床单位，收拾床旁桌椅及床上不需要的物品，去除不良气味，避免不良视觉印象，如饭前半小时开窗通风、移去便器等。对于病室内不能如厕的患者，饭前半小时给予便器排尿或排便，使用后应及时撤除，开窗通风，防止病室内残留不良气味影响食欲。

④多人共同进餐可促进患者食欲。如条件允许，应鼓励患者在病区餐厅集体进餐，或鼓励同病室患者共同进餐。

（3）患者准备。进食前患者感觉舒适会有利于患者进食。因此，在进食前，护士应协助患者做好相应的准备工作。

①减轻或去除各种不舒适因素：疼痛患者给予适当的阵痛措施；高热者给予降温；敷料包扎固定过紧、过松者给予适当调节；因固定的特定姿势引起疲劳时，应帮助患者更换卧位或给予相应部位按摩。

②减少患者不良心理状态：对于焦虑、忧郁者给予心理指导；条件许可时，可允许家人陪伴进餐。

③协助患者洗手及清洁口腔：对病情严重的患者给予口腔护理，以促进食欲。

④协助患者采取舒适的进餐姿势：如病情许可，可协助患者下床进食；不便下床者，可安排坐位或半坐位，并于床上摆放小桌进餐；卧床患者可安排侧卧位或仰卧位（头转向一侧）并给予适当支托。

⑤征得患者同意后将治疗巾或餐巾围于患者胸前，以保持衣服和被单的清洁，并使患者做好进食准备。

2. 患者进食中的护理

（1）及时分发食物。护士洗净双手，衣帽整洁。根据饮食单上的饮食要求协助配餐员及时将热饭、热菜准确无误地分发给每位患者。

（2）鼓励并协助患者进食。患者进食期间应巡视患者，同时鼓励或协助患者进食。

①检查治疗饮食、试验饮食的实施情况，并适时给予督促，随时征求患者对饮食制作的意见，并及时向营养室反映。对访客带来的食物，需经护士检查，符合治疗护理原则的方可食用，必要时协助加热。

②进食期间，护士可及时地、有针对性地解答患者在饮食方面的问题，逐渐纠正其不良饮食习惯。

③鼓励卧床患者自行进食，并将食物、餐具等放在患者易取到的位置，必要时护士应给予帮助。

④对不能自行进食者，应根据患者的饮食习惯如进食的次序与方法等耐心喂食，每次喂食的量及速度可按患者的情况和要求而定，不要催促患者，以便于其咀嚼或吞咽。进食的温度要适宜，防止烫伤。饭和菜、固体和液体食物应轮流喂食。进流质饮食者，可用吸管吸吮。

⑤对双目失明或眼睛被遮盖的患者，除遵守上述喂食要求外，应告诉患者喂食内容以增加其进食兴趣。若患者要求自己进食，可按时钟平面图放置食物，并告知方向、食品名称，利于患者按顺序摄取，如6点钟放饭，12点钟放汤，3点钟及9点钟放菜等（图5-3）。

⑥对禁食或限量饮食者，应告知患者原因，以取得配合，同时在床尾挂上标记，做好交接班。

⑦对于需要增加饮水量者，应向患者解释大量饮水的目的及重要性。督促患者在白天饮入一天总饮水量的3/4，以免夜间饮水多，增加排尿次数而影响睡眠。患者无法一次大量饮水时，可少量多次饮水，并注意改变液体种类，以保证液体的摄入。

（3）特殊问题的处理。在巡视患者时应及时处理进食过程中的特殊问题。

①恶心：若患者在进食过程中出现恶心，可鼓励其做深呼吸并暂时停止进食。

②呕吐：若患者发生呕吐，应及时给予帮助。将患者头偏向一侧，防止呕吐物

```
┌─────────────────────────────────────────────┐
│                                               │
│                  12汤                          │
│                                               │
│                                               │
│   9菜                                    3菜   │
│                                               │
│                                               │
│                  6饭                           │
│                                               │
└─────────────────────────────────────────────┘
```

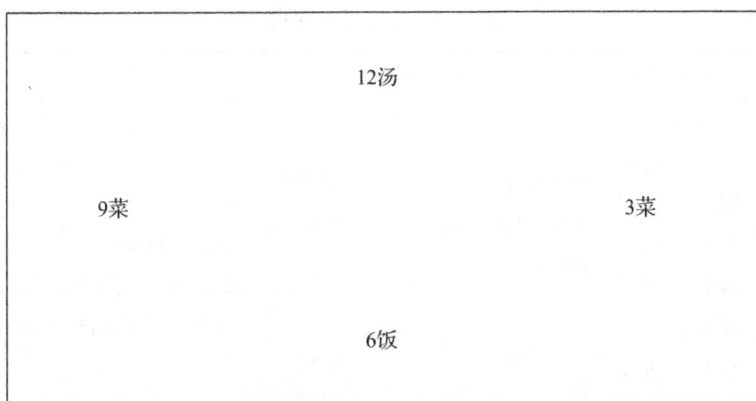

图 5-3　食物放置平面图

进入气管内；给患者提供盛装呕吐物的容器；尽快清除呕吐物并及时更换被污染的被服等；开窗通风，去除室内不良气味；帮助患者漱口或给予口腔护理，以去除口腔异味；询问患者是否愿意继续进食，对不愿意进食者，可帮助其保存好剩下的食物待其愿意进食时给予；观察呕吐物的性质、颜色、量和气味等并做好记录。

③呛咳：告诉患者在进食过程中应细嚼慢咽，不要边进食边说话，以免发生呛咳。若患者发生呛咳，应帮助患者拍背；若异物进入喉部，应及时在腹部剑突下、肚脐上用手向上、向下推挤数次，使异物排出，防止发生窒息。

3. 患者进食后的护理。

（1）及时撤去餐具，清理食物残渣，整理床单位，督促和协助患者饭后吸收、漱口或为患者做口腔护理，以保持餐后的清洁和舒适。

（2）餐后根据需要做好记录，如进食的种类、数量、患者进食时和进食后的反应等，以评价患者的进食是否达到营养需求。

（3）对暂需禁食或延迟进食的患者应做好交接班。

九、医院饮食有哪些类型？

医院饮食可分为三大类：基本饮食、治疗饮食和试验饮食，分别适应不同病情需要。基本饮食（Basic Diet）包括普通饮食、软质饮食、半流质饮食和流质饮食 4 种（表 5-3）。

表 5-3　医院基本饮食

类别	适用范围	饮食原则	用法	可选食物
普通饮食（general diet）	消化功能正常，无饮食限制，体温正常，病情较轻或恢复期的患者	营养平衡；美观可口；易消化，无刺激的一般食物；与健康人饮食相似	每日总热量应达 2200～2600kcal，蛋白质 70～90g，脂肪 60～70g，碳水化合物450g 左右，水分2500 mL 左右，每日三餐，各餐按比例分配	一般食物都可采用
软质饮食（soft diet）	消化吸收功能差，咀嚼不便者，低热，消化道术后恢复期的患者	营养平衡，易消化、易咀嚼，食物碎、烂、软，少油炸、少油腻、少粗纤维及强烈刺激性调料	每日总热能为 2200～2400kcal，蛋白质 60～80g，每日 3～4 餐	软饭，面条，切碎煮熟的菜、肉等
半流质饮食（semi‐liquid diet）	口腔及消化道疾病，中等发热，体弱，手术后患者	食物呈半流质；无刺激性；易咀嚼、吞咽和消化；纤维少，营养丰富；少食多餐；胃肠功能紊乱者禁含膳食纤维或易引起胀气的食物；痢疾患者禁用牛奶、豆浆及过甜食物	每日总热能为 1500～2000kcal，蛋白质 50～70g，每日 5～6 餐	泥、末、粥、面条、羹等
流质饮食（liquid diet）	口腔疾患、各种大手术后，急性消化道疾患，高热，病情危重、全肾衰竭患者	食物呈液状，易吞咽、易消化、无刺激性；所含热量与营养素不足，只能短期使用；通常辅以肠外营养以补充热能和营养	每日总热能为 836～1195kcal，蛋白质 40～50g，每日 6～7 餐，每日 2～3h1 次，每日 200～300mL	乳类、豆浆、米汤、稀藕粉、菜汁、果汁等

第二节　结直肠癌患者围手术期饮食指导

一、结直肠癌患者的饮食原则是什么?

　　结直肠癌患者饮食以清淡易消化为主，禁食辛辣刺激性、油腻食物。能满足身体需要，还要能帮助维持和恢复体力，重建正常组织。总热量要充足，营养要均衡，食物结构要合理，烹调方法和进食方法要讲究。

（一）总热量

癌症患者每日从食物摄入的总热量一般尽可能争取不低于正常人的最低要求，即每日在10kJ以上，因为癌症患者体内蛋白质分解高，合成代谢功能减低，营养处于入不敷出的负氮平衡状态，故对蛋白质的需求量增加。一般每日摄入蛋白质应达到1.5g/kg体重以上，而且应以优质蛋白为主，如鸡蛋、牛奶、肉类、豆制品。

（二）营养要相对均衡

根据患者的需要，各营养素要相对应的适量、齐全，除充足优质的蛋白质摄入外，一般应以低脂肪，适量糖类为主。注意补充维生素、无机盐、膳食纤维等，这些可以从新鲜蔬菜水果中获得。

（三）食谱结构要合理

癌症患者食谱尽量做到品种多，花样新，结构合理。在制作食谱时尽量做到：清淡和高营养相结合，质软易消化和富含维生素相结合，新鲜和食物寒热温平味相结合。供应总量与机体需要量相结合。可以在营养师指导下进行。

（四）烹调方法和进食方法要讲究，设法增进患者食欲

在食物选择、制作、烹调上，应创造食物良好的感官性状，在色、香、味、形上下功夫，尽可能地适合和满足患者的口味爱好和习惯。还要根据患者的消化能力，采取少量多餐，粗细搭配，流质、软食与硬食交替，甜咸互换等形式进餐。吃饭时要创造愉悦气氛，尽量与亲属一同进食。吃饭前，尽量避免油烟味等不良刺激。在患者放、化疗间歇期，抓紧食欲好转的有利时机补充营养。

（五）不能忽视的膳食纤维

膳食纤维属于糖类的多糖类，是植物细胞被人体摄入后不易或不能被消化吸收的食物，包括纤维素、半纤维素、木质素和果胶等。以前膳食纤维不被重视，随着医学的发展，大家越来越认识到膳食纤维的重要性，它在预防糖尿病、高血脂、肥胖病、结直肠癌方面有诸多好处。中国营养学会提出中国居民膳食纤维供给量：每人每天25~35g。膳食纤维的主要食物来源是玉米、全麦粉、糙米、燕麦等，干豆类、土豆、红薯、香蕉、嫩叶青菜及各种蔬菜水果均富含膳食纤维。膳食纤维的主要生理功能有以下方面：①促进肠蠕动，排出身体有害物质，防止便秘。②抑制淀粉酶的作用，延缓糖类吸收，稳定血糖水平。③吸附胆固醇，抑制其吸收，加速其排出，从而使血胆固醇降低。④含纤维素丰富的食品体积大，可以使大便有一定的容量，既可以预防便秘，又可在一定程度上防止腹泻，并能保证每日的规律排便。含纤维素丰富的食品能量低，有利于控制体重，防止肥胖。

温馨提示：对早期结直肠癌患者应重视大便调理（什么是五星级大便：金黄色、水滴状、浮水上、无臭味、早上排），多食富含膳食纤维的食品，加工要细致，避免食物过分粗糙对肿瘤部位的刺激。晚期结直肠癌患者由于肿瘤恶性生长，进入肠道内造成肠道狭窄，不同程度的阻塞排便，并减少对食物的容纳。这时应注意给

予患者营养丰富、少粗纤维的食物，如蛋类、瘦肉、豆制品和细粮、嫩叶蔬菜等；并嘱患者多喝水，其中蜂蜜水有很好的通便效果。对于经常腹泻的患者，饮食一定要清淡，切忌油腻。主食以粥、面条半流质饮食为主。生、冷、辛辣等刺激性食物尽量少吃或者不吃。

二、结直肠癌手术前饮食原则是什么？

（一）食物易消化
结肠、直肠癌患者多有反复发作、迁延不愈的腹泻，消化能力弱，故应予以易于消化吸收的食物。

（二）忌辛辣刺激
结直肠癌患者多有便中带血，晚期患者常大量便血，故应少食或不食刺激性和辛辣的食物。

（三）半流食为主
患者久泻或晚期患者长期发热、出汗、损伤津液，故宜多饮水或汤液，主食可以粥、面条等半流质饮食为主。

（四）饮食清淡
患者多有食欲不振、恶心，甚至呕吐等症状，故宜摄取清淡饮食，切忌油腻。

（五）营养滋补
结直肠癌晚期患者久泻、便血、发热，大量营养物质和水分丢失，身体消瘦，体重减轻，气血两亏，宜服富有营养的滋补流汁药膳。

三、结直肠癌手术后饮食原则是什么？

手术初期进食流食，少食多餐，等病情恢复后应多摄入些高蛋白、高维生素类易消化的食品，禁食辛辣刺激的食品，清淡饮食，不宜吃油腻的食物，结直肠癌手术后患者早期会出现肠道功能的紊乱，最常见是腹泻，其次便秘。一般术后3~6个月后明显缓解。同时，要削减饮食中油脂的摄取，过多的油脂，刺激胆酸排泄。肠内胆酸量过高时，易形成致癌物，而助长癌细胞生长。此外，要增加饮食中纤维素的摄取，食品中的纤维主要功效是使肠道蠕动正常，增加粪便的体积，并削减粪便停顿在直肠内的时间。结肠内所存在的粪便，会使细菌活跃，并发生致癌物质。很多研讨证实，食品中的纤维可稀释油脂中致癌的物质。

四、结直肠癌手术后如何进行饮食护理？

结直肠癌术后饮食要严格按医生医嘱执行：①结直肠癌患者未排气（放屁）前

绝对禁食水。②患者通常在手术后 3~4d 开始有排气，排气后就表示患者的胃肠道功能基本恢复，禁食不禁水。③依病情进水 2~3d 后，全流质饮食，选择的食物应易消化富有营养：如菜汤、米汤、藕粉、蛋白粉、鱼汤、鸡汤（不油腻）等，禁食乳类制品。少食多餐，每 2~3h 进食 1 次，每日 6~7 餐，每次 200~300mL。④依病情 7~10d 后可进半流质饮食，选择富含蛋白质、低纤维素的食物：如面条、稀饭、鸡蛋糕、馄饨等，也应少量多餐，每日 5~6 餐。⑤两周后可进食易消化的软质饮食：软饭、软馒头、鱼、切碎煮熟的菜及肉等，禁食粗粮及纤维多的蔬菜，如芹菜、韭菜等，以减轻肠道负担。⑥患者出院后宜进食易消化营养丰富的均衡饮食，生活饮食规律，平时注意饮食卫生，不吃生、冷、坚硬、煎炸、腌制食物，禁忌烟酒，养成定时排便的良好习惯。

五、结直肠癌患者术后饮食误区有哪些？

饮食调理所存在的误区一方面是严格控制进食量，以"饿死"癌细胞。持这种观点的认为，癌细胞摄取营养的能力比正常细胞强得多，如果患者吃得多，营养好，首先好了癌细胞，因而不主动加强营养，这是错误的。正是癌细胞增殖速度快，它急剧地消耗人体的营养，导致人体营养不足，抗癌能力下降，癌细胞进一步发展、扩散。另一方面认为癌症是"富贵病"，要大吃大补。虽然癌症患者需要营养，但是由于癌症在侵蚀人体过程中，严重破坏了人体各个器官的功能，使患者的味觉下降，消化功能很差，致使食欲减退，营养吸收各项代谢发生障碍，这时如果一味地给患者进补，不但不能消化吸收，还会加重胃肠消化吸收功能的障碍，进一步加重厌食，实是欲速则不达，反而有害。

六、手术后患者体重明显增加时，是否需要控制饮食？

结直肠癌术后患者，常因为身体非常虚弱而补充大量的营养，结果大部分患者在术后一年体重明显增加，有些人已经达到肥胖的程度。如果患者体重明显增加，尤其是造口患者，会增加造口回缩、造口旁疝、切口疝等风险，过度的肥胖还会增加术后发生心血管疾病、高血压、高血脂和糖尿病的风险。因此要适当控制饮食。

第三节　结直肠癌患者放化疗期间饮食注意事项

一、结直肠癌患者化疗时饮食需要注意哪些问题？

绝大多数结直肠癌患者需要接受化疗，这时饮食宜清淡可口，富含营养及维生素，以半流食为主。少食多餐，避免产气、辛辣和高脂食物，避免过热、过冷、过甜、油腻及刺激性食物。

化疗前应食用高蛋白饮食，按患者的消耗情况选用蛋类、乳类、瘦肉、禽类及豆制品等食物。化疗期间多食含维生素及碳水化合物的食物，如西红柿、胡萝卜等绿、黄色蔬菜水果。水果可打碎食用，避免粗纤维食品造成肠梗阻。对呕吐剧烈者，建议在接受化疗前 2h 内避免进食，在治疗后以少食多餐方式，提供温和无刺激的食物，避免浓厚的调味品及煎炸、油腻食品。避免同时摄食冷、热食物，否则易刺激呕吐。对腹痛、腹泻者，应食含钠、含钾的食物，如香蕉、去油肉汤，少食产气食物。食物不要太烫，因为高热食物会加剧肠蠕动加重腹泻。少吃甜食及富含纤维类食物，以免产气过多引起腹痛、腹胀。应多补充水分，一般以水或淡茶为宜。不应饮用咖啡、浓茶和酒类。

温馨提示：结直肠癌患者常会使用含有奥沙利铂的化疗方案进行治疗，国内外临床研究表明奥沙利铂对消化系统恶性肿瘤有明显疗效，但是该药在使用过程中常会伴发一些毒副反应，需要进行特殊护理。应用奥沙利铂的患者，因其神经毒性可能出现咽喉部感觉障碍，表现为舌体感觉异常，自我感觉呼吸困难和吞咽困难，喉痉挛等，虽然发生率比较低，但也应提高警惕。因此患者应在化疗前一天开始避免生冷饮食直至化疗结束，以减少消化道痉挛及口腔周围感觉障碍，应用奥沙利铂前 1h 开始禁食，饮用不低于 40 ℃的温开水，避免饮用口味较重的饮料，化疗用药后 12h 内，避免进食过热、酸辣刺激性食物，整个治疗期间（包括化疗间期）避免生冷食物，每次进食后用温开水、软牙刷刷牙漱口，保持口腔清洁。

二、化疗期间如果出现腹泻该如何调整饮食？

结直肠癌患者在使用一些特殊的化疗药物（如开普托、羟喜树碱）时，一定要注意是否有腹泻的发生，表现为软便、不成形便、稀便或水样便。如果出现腹泻，一定不要自行处理，要及时告诉医生，因为有时很轻的腹泻，却可能是致死性腹泻的早期表现。化疗前如果大便正常，化疗后腹泻，特别是腹泻次数超过每天 5 次或出现稀水样便时，应立即停药，遵医嘱应用药物治疗。化疗期间注意少食富含纤维素的食物（如芹菜、韭菜等），以免引起或加重腹泻症状；少食辛辣、油腻的食物，注意补充水分以及含钾的食物。

三、化疗期间出现便秘饮食该怎么调节？

化疗后肠蠕动缓慢，容易引起便秘。患者会感觉肠蠕动性疼痛、恶心、胀气，还会出现打嗝、嗳气、胃痉挛疼痛、直肠内压迫憋胀感。另外一些化疗药、止吐药、止痛药以及在活动量少或饮食缺乏液体和纤维时也会出现便秘。出现便秘时，大量饮水可以软化大便，饮用温热液体效果更好，喝果汁也有帮助。咨询医生是否可以增加高纤维饮食，适量进食一些高纤维食物。高纤维食物包括全麦粉食物、谷类、豆类、蔬菜、水果。如果便秘 1~2d 仍不缓解，应告知医生，视情况给予导泻或软化大便的药物。另外，避免辛辣刺激性食物。避免进食过热或过冷的食物。不要进食油炸食品、富含脂肪食物。不要饮用咖啡，勿饮含咖啡因的茶、可乐，忌任何酒精饮料。

四、化疗期间该如何正确对待饮水呢？

化疗期间可以让患者多饮水，还可以从牛奶、果汁、汤以及西瓜等其他食物中获得水分。若饮水困难，应告诉医生。喝水是为了更快地排尿。因为化疗药大多是从肾脏排泄，如果化疗药在肾脏中停留时间长了，可能导致肾损害。多喝水会使尿量增加，使肾与膀胱中的化疗药尽快排出来，从而减轻肾与膀胱的损害。另外，化疗可以造成肿瘤细胞的坏死，形成许多有害的废物，这些都需要从尿中排出。

第六章　结直肠癌患者运动指导

第一节　运动金字塔

一、什么是运动金字塔？

大家对"膳食宝塔"并不陌生，它将我们日常饮食的数量、种类按金字塔的形状排列。可你知道吗？运动其实也有个金字塔。根据美国运动医学会的推荐，运动金字塔理论将我们日常生活中的运动分为：生活形态的体能活动、伸展运动、有氧运动（休闲运动）、肌肉适能运动和静态活动这 5 类（图 6-1）。

二、什么是生活形态的体能活动？

在我们的日常生活中，生活形态的体能活动占用了大量的时间，包含走路、爬楼梯、做家务、上下班、上街、办事、购物骑单车、园艺活动等。普通白领上下班每天都会花费 1~2h，所以如果不特意做有氧运动和休闲运动的话，那么上下班、走路就是宝贵的可以锻炼的机会了，比如下班可以乘地铁也可以走路，那么选择快走回家，就可以增加锻炼的时间；时间允许的话，爬楼梯而不是乘电梯；回到家后做做家务、收纳衣物和家居用品，既能运动，又能使环境更加舒适，让你保持好心情。

三、伸展运动包括哪些形式？

近些年，瑜伽运动越来越受到人们的青睐。瑜伽、拉筋动作、柔软体操等都属于伸展运动，通过一些特定的拉伸动作和呼吸节奏，达到锻炼肌肉的目的。大多数女性减肥者都比较偏爱伸展运动，特别是减肥瑜伽。

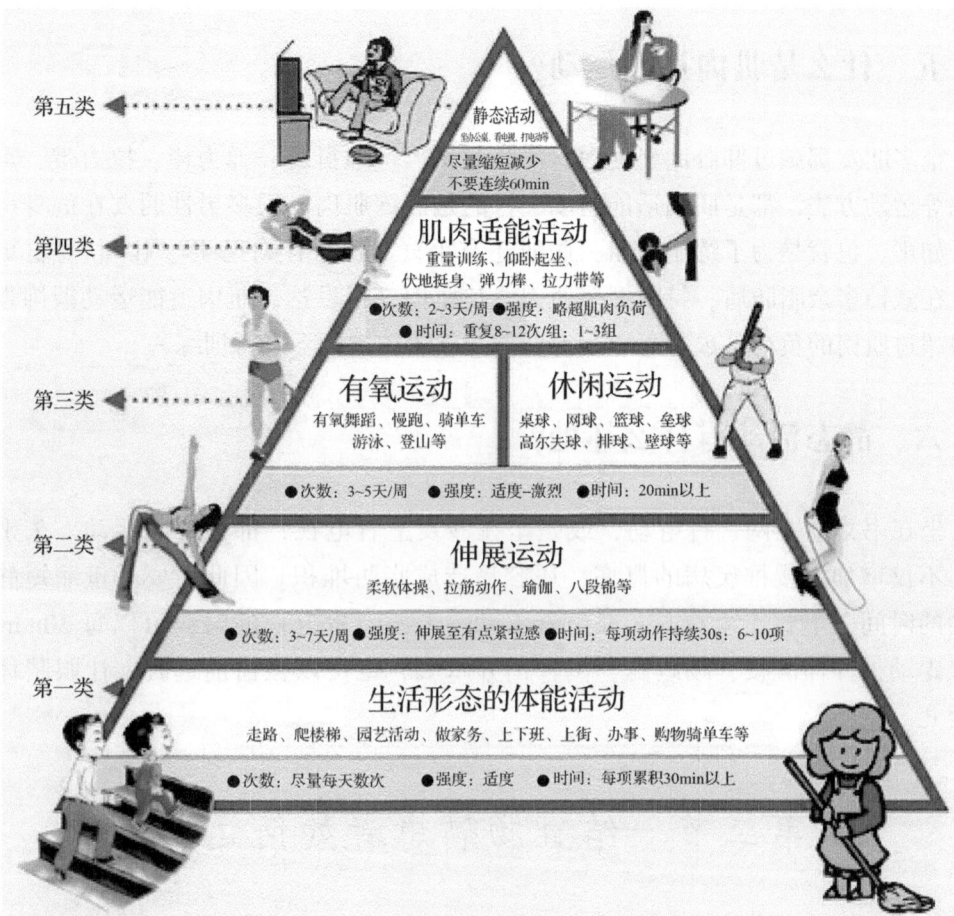

图 6-1 运动金字塔

四、有氧运动和休闲运动包括哪些形式？

有氧运动的减肥效果非常显著，形式也多种多样，包含快走、慢跑、有氧健身操、游泳、骑脚踏车、水中有氧、登山机、滑步机、打太极拳等。在有氧运动时，人体吸入的氧是安静状态下的 8 倍。长期坚持有氧运动能增加体内血红蛋白的数量，提高机体抵抗力；提高大脑皮层的工作效率和心肺功能，增加脂肪消耗，防止动脉硬化，降低心脑血管疾病的发病率。休闲运动主要是体育运动项目，大多数是球类运动，如桌球、网球、篮球、足球、垒球、高尔夫球、排球、壁球等，有竞技性质。有氧运动和休闲运动相结合并长期坚持，能够有效减少脂肪，加强身体的协调能力、增强免疫能力，预防疾病。

五、什么是肌肉适能运动？

很多朋友都试过仰卧起坐瘦腹，仰卧起坐、伏地挺身、弹力棒、拉力带、重量训练等运动方法，都是肌肉适能运动，目的是锻炼肌肉。很多男性朋友在健身房内挥汗如雨，也就是为了练出胸肌、腹肌还有手臂肌肉，让自己更"壮"，身材更完美。在减掉多余脂肪后，持续锻炼肌肉，让肌肉变得发达。肌肉适能运动锻炼强度要略超过肌肉的负荷，最好可以在专业健身教练的指导下进行训练。

六、静态活动有什么坏处？

坐在书桌前上网、打电动，或是坐在沙发上看电视，都是静态活动。久坐不动，不仅增加患腰椎疾病的概率，还容易造成脂肪堆积。因此，要尽量缩短静态活动的时间，不要连续 60min 都坐着不动。上网、看电视的时候可以每 30min 站起来走动，伸伸懒腰，踢踢腿，倒杯白开水喝，也可以在窗前远眺，让眼睛休息一会儿。

第二节　结直肠癌患者如何运动

一、长期卧床，缺乏运动都会带来哪些害处？

生命在于运动，长期卧床、缺乏运动会对身体带来很多害处：心脏跳动频率增加，心排血量降低；骨质软化脱钙，易骨折；肌肉萎缩，肌肉组织被脂肪组织置换，肌肉力量降低；肾上腺皮质激素减低，应激能力下降；有氧代谢能力降低，也就意味着全身耐力水平降低。

二、结直肠癌患者运动都有哪些益处？

对于体质虚弱的患者来说，有的人认为不宜锻炼，应该安静休息，其实那会让身体越来越虚弱，正确的做法应该是适当锻炼。结直肠癌患者康复期，通过自我锻炼，可以调动患者的主观能动性，对患者的身心都有好处；体育锻炼同时又是一种辅助治疗，既是局部治疗，又是全身治疗，通过局部的肌肉运动对全身器官起到锻炼作用；体育锻炼还能促进机体的血液循环，能增强机体的抗病能力，减少治疗后的并发症，预防其他疾病。因此，体育锻炼是癌症患者康复的重要方法，其目的在于尽快提高和促进癌症患者各种功能的恢复。

参加运动的益处有：①锻炼可以增强体质、抗病能力。②身体运动能够促使大脑兴奋、心理健康。③持之以恒的锻炼使人生活很有规律，建立良好的生活方式。④通过锻炼获得人际交往，从中获得信息、友谊和支持，使患者觉得不是孤军奋战，而是和大家一起对抗癌魔。

三、患了结直肠癌后锻炼是不是已经于事无补？

最近几项前瞻性研究证实，癌症患者在合理的治疗后，加强体育锻炼能进一步降低癌症相关的死亡率，为医生指导患者的康复提供了循证医学依据。与每周锻炼少于3h的结直肠癌患者相比，每周锻炼超过3h的患者其5年癌症相关死亡率下降7.9%。但是在确诊癌前有锻炼习惯的患者，却与此无相关性。这再次证明癌症患者在被确诊后，不要灰心丧气，在合理治疗的同时，应该加强体育锻炼，保持健康的心态，增强战胜癌症的信心。另一项研究也显示，在结束所有治疗6个月后，每周参加3h以上娱乐或运动的结直肠癌患者，他们的癌症复发率和死亡率均下降，3年无病生存率达到84.5%。研究者说在综合治疗结束后1年，结直肠癌患者的机体功能和生活质量与健康人群无差异，完全不用担心身体不适合运动，且可以适当增加运动强度。还有证据表明，过度肥胖的患者，其癌症复发率和死亡率均增加。运动可以使患者保持较好的体重，并可以改善食欲、避免便秘、减轻焦虑和抑郁，抵抗疲劳。适当运动可以降低心血管疾病和骨质疏松症的发生率，提高生活质量。

四、如何了解自己的身体状况是否适合运动？

患者康复进行体育锻炼时，必须根据每一位患者的特点和机体功能状况而定，选择适当的锻炼方法，掌握适当的运动量，所以，首先要对自身的体质情况有一个详尽的了解，这需要到医院让医生进行必要的检查，让医生对你的病情有一个准确的评估，听取医生的建议。一般来说运动后，生命体征平稳，心情愉快，饮食睡眠状况良好，原有的病症得到控制、缓解、好转或痊愈，说明体质状况与锻炼的运动量相符。反之，应减少运动量或暂停运动并及时处理。

五、如何选择合适的运动项目？

运动是癌症康复期的一项重要内容，什么运动才有助于癌症患者的身体健康呢？像足球、篮球等运动较为剧烈，运动量大，严重消耗体力，会暂时削弱体质，不适合癌症康复早期的患者。另外，竞技性体育对运动员的体能和柔韧性都有很高要求，常会超出癌症患者的生理极限，癌症患者不应该参加。还有一些对抗性的比赛，虽然趣味性强，但常会使人心浮气躁，也不能作为癌症患者锻炼身体的首选。癌症患者适合进行一些运动量较小、节奏可控、较为放松、可以循序渐进的运动，例如散步、慢跑、瑜伽、太极拳、气功等。这些运动对肢体、内脏均有好处，对心理的放松和舒展也有很大帮助，经常练习可以强筋健骨，舒筋活血，愉悦身心，调和气血。

六、如何掌握合适的运动量？

一般而言，一个人的运动量是否掌握得当，应以运动后的疲劳能够较快恢复为准。具体说，是指运动后经过一夜的休息，次晨仍能以较好的体力和精力投入工作和学习，并能再次轻松地参加训练或锻炼。放长一点说，本周运动锻炼所产生的疲劳，不会带到下一周。如果运动后所产生的疲劳到次日或数日后仍不能消除，就必须及时进行调整，减少运动量了，运动量过小达不到锻炼身体的目的，过大反而损害身体健康。

那么，怎样才能恰如其分地掌握运动量呢？这里有几个简单的指标可供参考。

（一）**数脉搏**

1. 锻炼时脉搏跳动每分钟应在 95～120 次，小于 95 次说明运动量不足，大于120 次说明运动量已过大。当然，刚学习体育锻炼的人，要本着循序渐进的原则，让身体有一个逐步适应的过程，否则会有疲劳难以继续坚持。

2. 正常平静呼吸时，每分钟呼吸次数为 16～20 次，呼吸运动不易觉察。每次活动后应使呼吸达到节奏加快，呼吸运动加深，但没有上气不接下气的现象。

3. 凭感觉适当地运动后，身体稍感疲劳，但精神感到振奋。

（二）**用心率确定运动强度**

1. 年龄换算法。即运动适宜心率＝180（或 170）－年龄。

2. 净增心率计算，以体质强弱划分：

（1）强体质：运动后心率－安静时心率≤60 次/min。

（2）中体质：运动后心率－安静时心率≤40 次/min。

（3）弱体质：运动后心率－安静时。

3. 靶心率或称宜心率　指获得最佳效果，并能确保安全的运动心率。一般认为：最大心率＝220－年龄，运动最佳心率范围如下：

（1）男 31～40 岁（女 26～35 岁）：140～150 次/min。

（2）男 41～50 岁（女 36～45 岁）：130～140 次/min。

（3）男 51～60 岁（女 46～55 岁）：120～130 次/min。

（4）男60次以上（女55次以上）：100~120次/min。

温馨提示：结直肠癌患者在接受放化疗后，身体虚弱，需要一段时间的调整休养，后续的康复过程中，体力逐渐好转和恢复，这是不争的事实，患者要正确面对这种身体状况的改变，开始可以在床上练习四肢关节的活动，以后过渡到下地扶床移步，再过渡到自己独立行走，在体力能耐受时可走到户外，恢复正常的活动和适宜的体育锻炼。在这个过程中活动项目和强度要从小到大，从简到繁，逐步进行。切不可不切实际或急于求成，超过身体承受的限度，不但不利于身体的良好恢复，可能还会适得其反。另外，在每次开始进行体育锻炼之前，都要做好准备工作，以免突然活动造成肢体关节或韧带损伤，或造成心脑血管的意外事件发生。

七、最佳的运动时间是哪几个时间段？

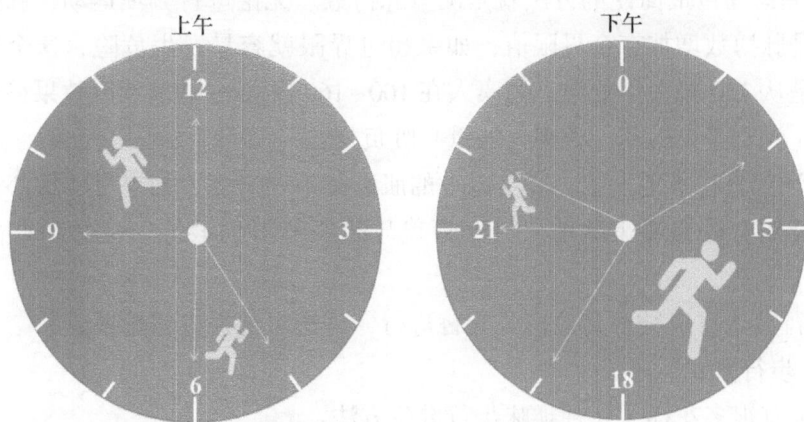

图6-2 适合运动的时间段

适合运动的时间有4个时间段（图6-2）：①早饭前（5—7点）。②早饭后2h至午饭前（9—12点）。③午饭后2h至晚饭前（14—19点）。④晚饭后2h至就寝前（21—22点）。

八、为什么说走路是最好的运动呢？

人的身体，肌肉大约占体重的1/2，骨骼大约占体重的1/4，人体大约有3/4是为身体活动服务的，肌肉是活动的动力，骨骼是活动的杠杆，关节是活动的支点。走路时所有的肌肉和骨骼差不多都能得到活动，有利于防止骨质疏松的发生。挺直腰有节奏地走路，可以加快血液循环，对心脏及循环系统功能很有好处；走路可以使呼吸加深，充分吸入氧气，呼出二氧化碳，增加肺活量。据统计，每天走路

10 000步，可消耗200~400kcal 热量，这个数字同每天必须消耗的剩余热量是一致的，对减少皮下脂肪能起到很好的作用。步行有利于消除忧郁和压抑情绪，因为通过步行锻炼，肾上腺素产生代谢变化，焦虑和思绪混乱就会消除；步行能提高免疫力，增强抗病能力，减少结直肠癌的复发和转移。步行能改善神经内分泌系统对糖代谢的调节，促进胰岛素分泌，提高肌肉对葡萄糖的利用率，降低血糖，从而预防机体新陈代谢发生紊乱。步行安全简单，可快可慢，可以室内也可以室外进行，不需要任何器械，也不增加经济费用。

九、步行的注意事项有哪些？

（一）步行的注意事项

1. 速度快时锻炼效果较好，但是一定要循序渐进，慢慢加速。

2. 掌握运动量最简便的方法就是测量脉搏数。无论进行哪项运动，脉搏数都要增加，但是脉搏数增加有个界限值，如果超过界限就容易发生危险，这个最高脉搏数值一般是从220减去年龄数。健康人在 100~160 次/min 的范围内效果最好，超过 160 次/min 就要停止运动，否则会加重心脏负担。

3. 要注意只在平地上走，膝盖以上的肌肉得不到锻炼，如果身体重心向高的位置移动，譬如上楼梯或爬陡坡，不仅膝盖与髋关节得到锻炼，腹部和臀部也得到锻炼。

4. 步行锻炼可以结合其他形式交替进行，可快走与慢走相轮换。

（二）步行方式

步行也有很多花样，几种趣味步行健身方法：

1. 倒退走。能强化大脑的活动，还活动了平时正向走时不活动的肌肉，还能减肥。

2. 高抬腿走。运动量加大相当于慢跑，促进了全身活动的效果。

3. 踮脚走。可以锻炼平衡协调性，增加弹跳力，促进下肢与足部的血液循环。

4. 足跟走。与踮脚走正好相反，足跟走时就像是蹒跚的鸭子，可以锻炼大小腿前面的肌肉，增强腰腿关节、脊柱及脑部抗冲击能力。

5. 侧向走。如螃蟹一样，可对大小腿两侧的内收肌群和外展肌群都起到锻炼作用，可锻炼脑的平衡共济功能。

（三）6 种散步健身法

1. 普通散步。每分钟 60~90 步，每次 20~30min。

2. 快速散步。每分钟 90~120 步，每次 30~60min。

3. 双向散步法。步行时两手背放于肾俞穴（在第二腰椎刺痛下，旁开 1.5 寸处），缓步倒退走 50 步后再转向前行 100 步，反复 5~10 次。

4. 摆臂散步。步行时两臂用力前后摆，可以增加肩关节、肘关节、胸廓等部位的活动。每分钟走 60~90 步。

5. 摩腹散步。轻松的散步及柔和的腹部按摩，有助于防治消化不良和胃肠道慢性疾病。

6. 扭体散步。一边散步一边左右扭动身体，同时可以活动腰腿和全身。各种方法都有优缺点和适用人群，要根据自身条件选择。

十、适合结直肠癌患者的运动还有哪些?

（一）太极拳（图 6-3）

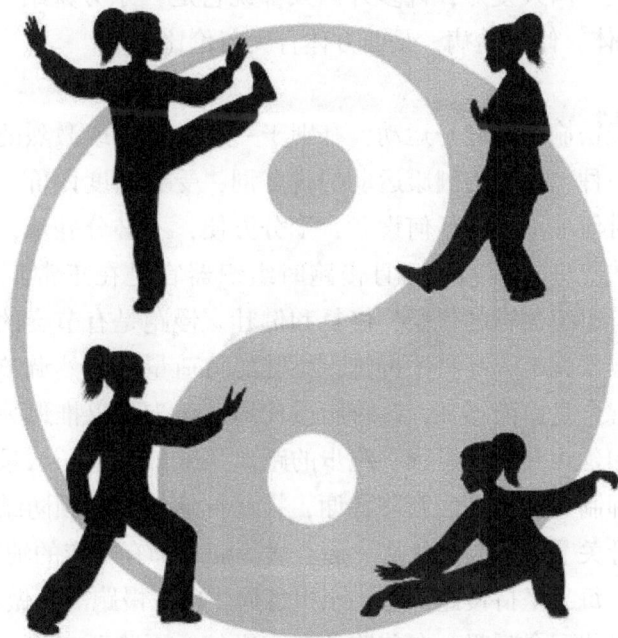

图 6-3　太极拳

太极拳结合了传统引导、吐纳的方法，注重练声、练气、练意三者之间的紧密协调。练习时一方面可锻炼肌肉、舒筋活络；另一方面又能通过呼吸与运动间的相互配合，对内脏加以按摩锻炼，达到强身健体的作用。身体弱或年龄大的结直肠癌患者，每天拿出一点时间来练拳，今天练一两式，明天练一两式，总有一天能学会。动作开始不好看，慢慢就好看了，熟能生巧。太极拳和中医及中国传统文化一脉相承，使得这项运动具有非常丰富而深刻的内涵。它不仅具有中国武术"外练筋骨皮，内练一口气"的基本特征，更要求运动者形神合一、身心合一、将天人相应的整体观念融入锻炼之中，通过练习太极拳可对自身健康的恢复产生极其有益的作用。

习练太极拳的过程中，患者须集中精力，排除杂念，练拳时应要"心静用意，心无杂念"，又要体松，精神只集中于"意"上，加上太极拳本身要求刚柔并重，呼吸协调，各器官的获氧量相对提高，故练后使人顿感轻快，压力尽消，情绪稳定平伏；又因练拳后血气循环畅旺，精神也抖擞起来，工作效率自然提高。同时通过屈膝绞转等运动，动脉血管得到适量挤压及放松，能使血液加速运行，增加氧气的供应，也促进了淋巴系统的新陈代谢，加强了个人的抵抗力。练太极拳要保持呼吸自然沉实，透过深、长、细、缓、匀的腹式呼吸方法，增加胸腔的容气量及递增吸氧呼碳的次数，确保气体能充分交换，相对地提高了各器官的获氧量，又因练太极拳时间较长，此类有氧性活动能训练及提高心肺功能。练太极拳就像写毛笔楷书一样，讲究一招一式，清清楚楚，架子出来比较端正，姿势舒展，在加劲的内涵，形象比较优美。不仅中国人爱好，许多外国人都说它是"东方舞蹈""东方文化的瑰宝"。它能强身健体，修心治病，是西方体育无与伦比的。

（二）慢跑

慢跑是一种轻松愉快的健身运动，有别于一般的长跑或激烈的竞赛性跑。慢跑属于有氧运动的一种，被视为健康运动的代名词，受到高度评价，慢跑任何人都能进行，也不论何时何地不需要任何设备，十分方便，不必分胜负，完全可以按照自己的速度和身体状况进行调整，而且慢跑时组织器官是在正常生理条件下进行锻炼，因而更有利于组织器官的代偿、修复和健壮。慢跑是有节奏的运动，对心脏给予一定的负荷，累了就走，高兴了再跑，心脏的负荷量和自然调节，长期坚持慢跑的人可以明显改善全身血液循环，改善脂质代谢，跑步可以推迟一些破坏神经细胞疾病的发病时间和延缓其发病过程，跑步的距离与脑细胞增长数量直接相关，调整大脑皮质兴奋的抑制过程，增强新陈代谢，提高抗病能力，预防结直肠癌复发、转移、扩散等，对骨关节病、高血压病、冠心病等症，都有一定的辅助治疗效果。

跑步的方法：每天坚持慢跑最好，至少每周3次，慢跑前先做几分钟准备活动，开始时，应尽量慢些配合呼吸，向前跑两三步吸气，再跑两三步之后呼出。双手前后内外轻微摆动，上半身稍前倾，尽量放松全身肌肉，在平坦的道路上进行慢跑可以用前脚掌着地，利用下半身的弹性；上坡或逆风慢跑时步子要放慢，使身体在整个跑步过程中感觉如一。

（三）跳舞

跳舞是一种集运动和娱乐于一身的活动。它的趣味性容易让人集中和专注，在乐韵声中翩翩起舞，运动融于音乐之中，音乐调配着运动。优美的轻音乐使人感到心旷神怡、悠然自得，不但使您的精神愉快，还有助消除压力，全身放松，能缓解情绪，消除疲劳，有助睡眠，促进大脑更好地休息有益于夜间睡眠，促进身心健康。适量跳舞能缓和神经肌肉的紧张，从而获得安神定志的效果，练习者在表现自己的同时培养了自信和气质，性格自然变得开朗，乐观豁达，而且还能治愈许多疾病，如精神抑郁症等。

跳舞可以增进友谊、缩短相互间的距离。与家人一起参与可增进感情，与朋友一起跳舞能增进友谊，增加交流，扩大生活圈子。在跳舞时，悠扬的舞曲伴您翩翩起舞，乐曲的节奏使您充满活力。

习练舞蹈可以让自身的身材曲线变得更美更柔和；舞蹈对肌肉的刺激是全面性、综合性的，它的动作兼顾到头、颈、胸、腿、髋等部位。比如慢摇对小关节、小肌肉的运动较多，这些地方是平日健身不大容易活动到的。手脚身体各部分会不断随着音乐舞动，腰臀的扭摆加强了腰腹肌的锻炼，增强了臀肌的弹性，提高腰背的协调性，增加了盆腔和髋的柔软性和协调性，自由的舞姿给人以创造的天地，大幅度的动作可以充分舒展身体的各个部分，长期坚持可塑造出更完美的健美体型。

强健骨骼，降低患上骨质疏松的机会，跳舞需要全身运动，能加速周身血液循环，舒松关节肌肉，消除身体的疲劳，不论哪种舞姿都必须挺胸收腹，头、颈、背、腰、胯、腿、脚各部联合协调运动，长期活动可以减少骨质脱钙，减少骨质疏松的发生，使动作挺而不僵，柔而不懈，实而不松，从而达到美的统一。增加关节的灵活性和柔软度，也减少了受伤的机会。

消耗热量，消脂减肥，维持适当的体重。跳舞是一项有氧运动，持续跳 1~2h 可以消耗较多的热量，起到消脂减肥的作用，去除肚子上的赘肉，收紧下背侧肌肉，背脊下半部左右侧的肌肉，会因为跳舞时扭腰及摆腰动作而收紧更富有弹性。在紧张的劳动之余或晚餐后，安排适当的时间跳舞，可以减少消化不良、肥胖、痔疮、高血压、冠心病、糖尿病、结直肠癌和动脉硬化等病症的发生，某些代谢性疾病患者，通过跳舞可以得到防治。跳舞可使糖尿病患者的血糖降低。

增强心肺功能、促进血液循环。跳舞中的跳动扭摆，使胸廓扩张，肺活量增加，而且可使人体的神经、心血管、消化、泌尿生殖系统都得到充分的锻炼。促进新陈代谢，提高免疫系统抗病抗癌能力，增加食欲，恢复体力，提高对运动疲劳的耐受。

（四）骑自行车

骑自行车是一项绿色环保的有氧运动，研究表明每天骑自行车上班的人患严重疾病或早逝的危险性比其他人少 1/2。除了每天上下班骑自行车之外，一般的走亲访友，到商场购物，到超市买菜，节假日近郊踏青，都可以骑自行车，不但可以健身，还可以顺便欣赏道路两旁的优美景色和田园风光，而且还经济实惠。骑自行车可以独自练习，还可与家人或自行车友组团集体活动，灵活多样。

（五）旅游

旅游可以让自身回归大自然，拥抱大自然，古人云"行万里路，读万卷书"是有一定的道理的，我国乃至世界各处地域不同，人文历史不同，造就了各自独特的文化。

旅游可以使人开阔眼界，增长知识，当行进在茂密的原始森林，您能呼吸到最洁净的空气；当站在海滩远眺无边的大海，您能感觉到大海是多么的广阔；当身临奇山怪石的世界，您会体会到大自然的鬼斧神工的魅力；当您登临高山之巅，您才能体会一览众山小的诗意；当您乘船行驶在奔腾不息的江河中，您又怎能不赞叹江山如此多娇。旅游能净化人的心灵：人的一生是短暂的，而江山却是永恒的，美丽的大自然和优秀的人文景观，会告诫我们，人生在世应该有所作为，应该像大自然一样讲奉献不求回报。旅游能促进身心健康：亲临自然，净化心灵；穿山越水劳筋骨，通血脉，强壮身体。

下篇　肠造口护理

第七章　肠造口的类型和手术方式

手术切除是治疗结直肠癌的主要方法，肠造口（Intestinal Stoma）是手术治疗中最常见的结局。肠造口俗称"人工肛门"，据统计我国肠造口人数已达 100 万，预计每年新增 10 万，且今后仍有逐渐增加趋势。

第一节　肠造口的基本特征

一、什么是肠造口？

肠造口术已经成为外科最常施行的术式之一，指因治疗的需要，把一段肠管拉出腹腔，并将开口缝合于腹壁切口上以排泄粪便或尿液，可以是临时性或永久性的。

二、肠造口都有哪些类型？

肠造口根据控制性分为节制性肠造口术和非节制性肠造口术，根据造口位置分为经腹腔内肠造口术和经腹腔外肠造口术，根据用途分为永久性肠造口术和临时性肠造口术，根据造口形式分为单腔造口术、双腔造口术和祥式造口术，根据造口肠段分为回肠造口术和结肠造口术。

三、正常的肠造口黏膜是什么颜色？

正常的造口外观黏膜应呈健康且富有生机的红色或是粉红色，如同一朵含苞待放的玫瑰花，又如同口唇内侧的色泽，表面光滑湿润（图 7-1）。当造口外观苍白时，往往提示患者有贫血的可能；当颜色青紫、暗红甚至发黑说明造口缺血，应及时通知医生，找出原因，及时处理。如果黏膜颜色逐渐恢复，则无须特殊处理，密切观察其变化。

四、正常的肠造口形态是什么样的？

一般造口的形状是圆形、椭圆形或是不规则形，一般结肠造口直径在 2.5~3.5cm，但不同患者可能会有比较大的差异（图 7-1）。术后初期造口会出现水肿，此时不必特殊处理，随着时间推移，造口将逐渐缩小，颜色变淡；如无明显消退，应与医生联系，判断是否合并全身性疾病。

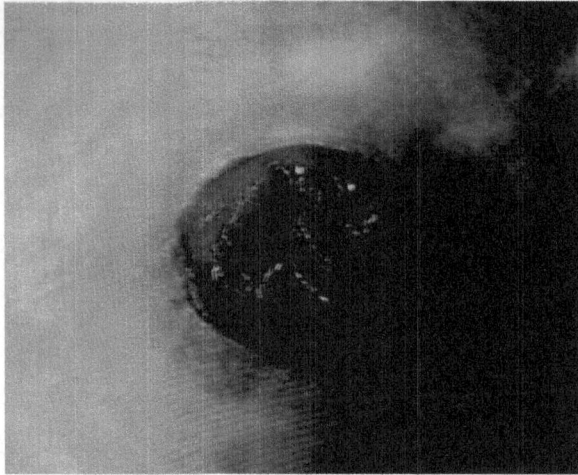

图 7-1　正常的肠造口

五、正常的肠造口周围皮肤是什么样的？

造口周围的皮肤应该完整、无损、健康，其颜色与毗邻皮肤没有不同（图 7-1），如出现潮红、皮疹或破损等，要及时寻求医务人员帮助。

第二节　肠造口常见的手术方式

一、什么是结肠造口术？

根据结肠的生理解剖位置，结肠造口术分为盲肠造口术、升结肠造口术、横结肠造口术和乙状结肠造口术（图 7-2）。

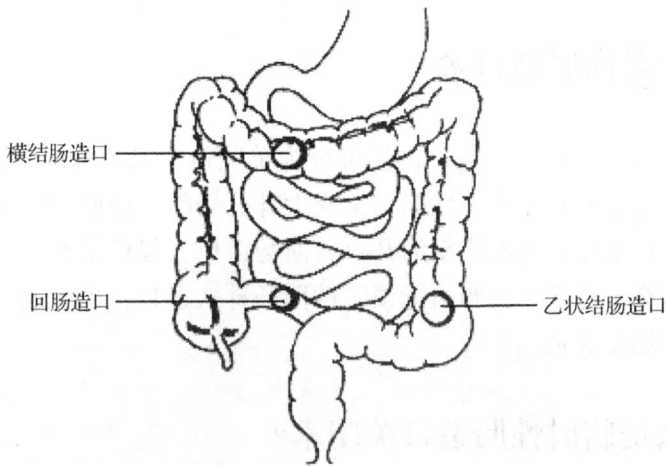

图 7-2　肠造口的部位选择

（一）盲肠造口术

盲肠造口术在临床中已相对较少使用，且由于肠管直径较大，不管拉出肠管为单腔还是双腔，创伤都较大。通常采用盲肠造口术为肠道临时减压使患者顺利排便。

（二）升结肠造口

升结肠造口临床比较少见，位于右上腹部。升结肠造口会影响结肠对水及电解质的吸收能力，升结肠造口的排泄物量和次数较多，粪便呈液体状或糊状，水及钠的含量较高，粪便含有许多消化酶，对皮肤刺激较大。

（三）横结肠造口

横结肠造口位于上腹部，可能位于腹部正中或右上腹部。横结肠造口又分为袢式造口与双腔式造口。可能是临时性的，也可能是永久性的，但以临时性多见。横结肠的主要功能是肠内容物的运输和吸收。肠道运动的特点是环状收缩，使粪便向远端推进并做来回往复运动。横结肠造口的吸收面积比升结肠大，粪便蠕动过程中粪便与肠液充分混合，并形成渗透梯度，便于水分的被动吸收。因此，横结肠造口的粪便排出量较升结肠造口排出量少，排泄物呈糊状或半固体状，大便含有消化酶对皮肤容易产生刺激。

（四）乙状结肠造口

位于左下腹降结肠的末端，排泄物几乎是成形的。乙状结肠造口是最常见的肠造口之一，以永久性多见，肠造口位于左下腹，排泄物基本是成形的，由不被吸收的食物残渣及细菌组成，根据造口的用途及放置的位置可分为单腔造口术和双腔（袢式）造口术。这两种肠造口每天排泄 1~3 次，排泄物不含消化酶，因此对皮肤的刺激较小。

二、什么是回肠造口术？

回肠造口术根据造口的用途及位置可分为单腔造口术和双腔（袢式）造口术。回肠造口术是指通过外科手术将大肠完全或大部分切除，进而将回肠的末端缝合于腹部的开口上，形成用以排泄粪便的开口。回肠造口一般位于右下腹，患者可能因结肠切除、留下全部或部分直肠而行预防性回肠袢式造口，也可能因结肠、直肠切除而行永久性回肠单腔造口。

三、什么是临时性肠造口关闭术？

由于各种原因有些患者需要接受临时性肠造口术，而临时性肠造口关闭术则是患者接下来又需要面对的另外一个手术，即开腹后把原来剪短的肠管重新连接起来。作为患者，通常希望这是一个很简单的手术，而事实上事与愿违。肠造口关闭术不应该简单对待，术后要关注术后并发症的发生状况。

第八章 肠造口用品的种类与特性

第一节 造口袋

一、肠造口处的排泄物如何处理？

使用造口袋收集粪便是最方便也是最常用的方法。造口袋是一种可以收集造口排出物的装置，它通常由两个部分构成：底盘（贴在患者造口的周围皮肤上）和一个分开的塑料袋（收集造口排出物）。当袋内容物达到1/3时，需要及时排放。

造口袋基本上可分为粘贴式和非粘贴式两种：①粘贴式是底盘接触皮肤的一面有自黏性的养护胶（又称猪油膏），可粘贴在造口周围皮肤上。②非粘贴式是利用造口腰带式造口袋置放于人造肛门处，价格低廉，但造口袋收集口经常移动位置，所以，常收集不全，造成粪液渗漏，并有较大的异味，现在患者应用较少。

二、粘贴型造口袋有哪些类型？分别具有什么特点？

（一）类型
目前使用的粘贴型造口袋从结构上又分为一件式和两件式，从功能上分为开口袋、闭口袋、泌尿造口袋，从材料上分为透明和不透明造口袋，按底盘可分为平面造口袋、凸面造口袋、轻微凸面造口袋，从是否含有碳片分为含碳片和非含碳片造口袋（表8-1）。

（二）特点
粘贴型造口袋底盘与造口周围皮肤紧密粘贴，不仅妥善地容纳体积、形状不同的造口排泄物，并能有效地防止排泄物外漏，对造口周围皮肤起到很好的保护作用。

表 8-1　造口袋类型

产品分类		特点	图片
按结构	一件式	造口袋和底盘连为一体，分为含碳片和非含碳片。造口袋可直接粘贴于患者身上，底盘柔软，顺应性好，使用方便，但仅能一次性使用，不可反复粘贴	
	两件式	由造口袋和底盘两部分组成，造口袋分为含碳片和非含碳片的开口袋及闭口袋。底盘粘于患者身体上，造口袋可取下清洗、更换、反复使用。可随时变换造口袋佩戴方向，排出气体。两件式造口袋底盘分为粘贴式和环扣式，粘贴式较柔软舒适，但隐蔽性及顺应性较一件式差，价格较一件式高，配用造口袋分为开口袋和闭口袋，闭口袋只能使用一次，开口袋可反复使用	
按功能	开口袋	可清洗，便于排空，更换次数相对减少，适用于排泄物较多、较稀薄的情况	
	闭口袋	一次性使用，方便、免洗，可加碳片过滤气体，适用于大便成形，排便量不多的患者	
	泌尿造口袋	防止逆流，也可用于造口或瘘口排出水样液体的患者	
按颜色	透明袋	适用于术后早期，方便观察造口和排泄物	
	不透明袋	避免患者直接看到排泄物，减少视觉刺激	

续表

产品分类		特点	图片
按底盘	平面造口袋	适用于造口周围皮肤平坦，造口形态正常的患者	
	凸面造口袋	特殊情况下用，如造口凹陷、回缩或者位置不当	
	轻微凸面造口袋	适用于造口平齐于皮肤或轻度回缩、造口周围皮肤有褶皱、凹陷、瘢痕的患者	

三、非粘贴性造口袋有哪些类型？分别具有什么特点？

（一）类型
非粘贴性造口袋的类型有单侧造口袋、双侧造口袋。

（二）特点
经济、可重复使用，但是必须借助腰带、密封性差、易泄漏；腹泻、粪便稀烂或回肠造口患者不宜使用。

四、特殊类型的造口袋都有哪些类型？分别具有什么特点？

（一）单独包装灭菌造口袋
特点：单独包装灭菌产品，可直接在手术室使用。

（二）两件式无环底盘
特点：没有卡环连接，底盘柔软且舒适；自黏、安全、容易使用；卫生、易于清洁；造口袋还设有碳片、有开口袋和闭口袋。

（三）预留孔径的造口袋
特点：无须裁剪、个性化；尤其适合于老人、视力差无法裁剪造口袋、手灵敏度差的患者。

（四）小儿造口袋

特点：造口袋小巧，既适合小儿造口患者，也适合伤口引流管渗漏的患者。

（五）迷你型造口袋

特点：柔软隐蔽性好，一般含有碳片，适用于社交场合、性生活、结肠灌洗后的患者。

（六）引流式造口袋

特点：袋身透明，底盘印有刻度，方便裁剪，拥有灵活的排泄口，使用方便卫生，小号的尤其适用于小儿肠造口及引流管口渗液的收集。

（七）可塑型造口袋

特点：独特的可塑技术，适用于不同大小和形状的肠造口，无须剪刀，操作方便。造口底盘具有回弹记忆技术，塑形后会形成"龟颈"效应，消除肠造口和底盘之间的空隙，最大限度降低造口底盘渗漏。造口袋还设有透明袋，不透明袋，含碳片和非含碳片，有开口袋和闭口袋。同时，造口底盘采用独特的无纺布水胶体黏边，有利于降低肠造口周围皮肤的变态反应，顺应性好，提高患者舒适度。根据黏胶成分不同，可分为以下 3 种类型：

1. 可塑耐用底盘（耐用黏胶）特点。采用独特 Durahesive 黏胶成分，抗腐蚀，抗渗能力强，避免黏胶融化造成的渗漏和皮肤刺激问题，更适合回肠造口和泌尿造口或者排泄物较稀的患者。

2. 可塑特软底盘特点。皮肤接触层采用 Stomahesive 黏胶，底盘柔软，皮肤亲和力变好。适用于结肠造口，排泄物成形的患者。

3. 可塑凸面底盘特点。采用独特 Durahesive 黏胶成分，抗腐蚀，抗渗能力强，避免黏胶融化造成的渗漏和皮肤刺激问题。凸型设计，适用肠造口高度与皮肤平齐或凹陷患者。

五、如何选择造口袋？

目前，在市面上销售的造口袋的品牌和品种很多，还有不同的系列，那么，肠造口患者应怎样选择适合自己的造口袋呢？其方法是：

（一）根据手术后恢复时间选择造口袋

1. 术后早期胃肠功能恢复前，根据肠造口的类型、造口的大小、造口的位置等选择一件式或两件式非含碳片的白色透明的开口造口袋，以便于观察造口的血运、肠蠕动功能的恢复和排泄物的清除。

2. 手术后其胃肠功能恢复后，为了避免患者对排泄物的感官刺激，可选择半透明或不透明的一件式或两件式造口袋，含碳片造口袋有排气、除臭功能，适应胃肠功能恢复及出院后使用。

（二）根据肠造口类型选择造口袋

1. 乙状结肠造口患者术后早期造口有不同程度的水肿，排泄物较稀，此时可用一件式或两件式透明开口袋，一件式透明开口袋可直接从排放口清除粪便，既避免反复撕贴造口袋造成皮肤损伤，又避免两件式造口袋底盘与袋子扣合时对伤口、造口产生压力引起疼痛，且术后早期需多次向患者和家属示范造口袋的更换技术，一般 2~3d 更换 1 次，一件式造口袋价格较便宜，可减轻患者的费用，而两件式透明造口袋方便随时拆开袋子，直接观察造口情况和随时清洗造口粪便。

2. 横结肠造口位于上腹部，与肋缘相近，且一般为袢式造口，造口较大，且大多数都带有支撑棒，普通造口袋底盘达不到有效的直径，宜采用一件式底盘较大的造口袋。

3. 回肠造口早期，由于排泄物量多且为水样，可选择有防逆流透明的造口袋，以避免粪水倒流而缩短底盘的使用时间，减少污染伤口的机会。

4. 泌尿造口早期宜选择两件式带防逆流透明的泌尿造口袋，因早期回肠代膀胱分泌肠黏液较多，两件式造口袋便于观察造口的血运、防止尿液逆流引致尿道感染和便于清洗造口排出的肠道黏液。

（三）根据肠造口并发症情况选择造口袋

1. 造口脱垂的患者，由于肠管不自主伸缩，为减轻两件式造口底盘对肠管的摩擦，可以选用一件式造口袋，并可在肠管表面或造口袋的内面涂上凡士林等润滑油，防止摩擦引致肠黏膜溃疡。

2. 造口狭窄宜选用两件式造口袋，以方便患者定时扩肛，避免频繁撕拉造口袋，造成皮肤损伤和造口袋的浪费。

3. 术后出现皮肤黏膜分离的患者，如皮肤黏膜分离较浅，清洗创面后涂造口护肤粉，外涂防漏膏，防止粪水渗入，贴一件式透明造口袋，方便每天清洗创面，如皮肤黏膜分离较深者，创面在清洗后用藻酸盐等高吸收性的敷料，再用防漏膏等遮挡，用一次性造口袋以促进创面的愈合。

4. 对于造口旁疝和造口周围静脉曲张的患者，应选用底盘温和、材质柔软的一件式造口袋，预防周围曲张静脉破裂出血。

5. 有造口回缩或周围凹陷的患者，应选择凸面底盘，并佩戴造口专门腰带，延长造口袋的使用时间。

6. 肠造口周围肿瘤种植，选择较软底盘的造口袋，尽量减少换袋次数。

（四）其他

1. 造口袋的应用还应根据患者的经济情况决定，如果有皮肤炎症、经济条件差和文化程度低的老年患者，自理能力差的患者可使用非粘贴性简易扣袋式造口袋。

2. 根据患者的手指灵活性选择造口袋，如老年患者手指灵活性较差，两件式造口袋扣合不严容易渗漏等。

　　总之，科学地选用造口袋是促进患者早日康复、提高生活质量的一项重要措施，每位患者都应重视，要积极配合医生，选好自己适合的造口袋。结肠造口袋品种和规格有很多款，要结合肠造口的类型、距手术以后的时间、便于医生和护士观察造口愈合情况，应选透明材质的造口袋，再者刚做完手术时，由于外露肠管对外界环境不适应，可能有水肿的现象，应选稍大号的造口袋；如果每日粪便量大，为方便排放粪便和清洗，应选用开口袋，如每日排便量不多，可偏重选择闭口袋；闭口袋不用清洗，更换简单方便；两件式可随时取下清洗，但价格稍贵；一件式造口袋经济便宜，但清洗不便。也可以向专业人士寻求帮助，造口治疗师可以帮助选择适合患者的造口用品。

六、如何储存造口袋？

　　造口袋储存注意事项：①储存于室温干爽的地方。②不能将造口护理用品放在高温（40℃）或潮湿的环境。③不能在阳光直射下放置。④不能放在冰箱等低温设施内保存。⑤严禁重物压迫造口护理产品。⑥不宜大批量购买长期存放。

第二节　造口护理附件产品

一、什么是皮肤保护粉？其作用是什么？

（一）特点

　　皮肤保护粉（图 8-1）的主要成分为羧甲基纤维素钠（Carboxyl Methyl Cellulose，CMC）、瓜尔豆胶和黄原胶，为粉末状，具有良好的吸收能力，可使皮肤保持干爽，该产品用于造口周围的皮肤护理。

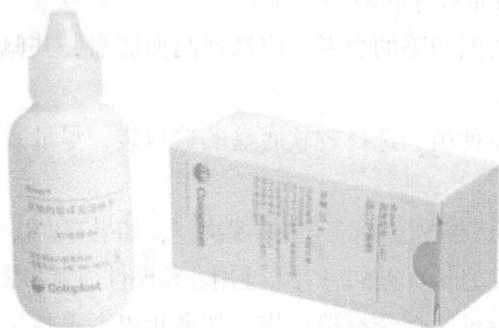

图 8-1　皮肤保护粉

（二）作用

1. 用于造口周围皮肤护理。

2. 能有效吸收排泄物。

3. 减轻对皮肤的刺激。

4. 适用于发红、痒及丘疹等，造口护肤粉能改善造口周围皮肤，减少炎症过敏发生。

（三）使用方法

1. 先清洁造口周围皮肤，一般搭配护肤膜使用更好。

2. 旋开瓶盖，将瓶嘴对准需要保护的皮肤。

3. 轻轻晃动瓶身，将适量粉剂撒在皮肤上。

4. 用细纱布或纸巾将粉剂抹匀。

（四）注意事项

皮肤保护粉是不含有药物的，它只是吸收过量的液体，使得造口袋保持在皮肤上的位置。当不受造口排泄物的损害后，皮肤就会逐渐愈合。当皮肤愈合，接触部位不再有渗液后，可以停用皮肤保护粉。皮肤保护粉并不能预防皮肤刺激的发生。

二、什么是皮肤保护膜？其作用是什么？

（一）特点

皮肤保护膜主要成分为共聚物丁酯和异丙醇，根据是否含酒精可分为含酒精和不含酒精两种类型，根据性状可分液体状（图8-2）、片状和棉棒状（图8-3）。

（二）作用

无论是液体状还是片状，喷涂后会迅速形成一层膜状保护层，可以起到保护皮肤免受黏胶损害、化学刺激及粪便和尿液刺激的作用。

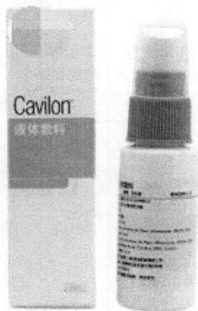

图8-2　液体状皮肤保护膜

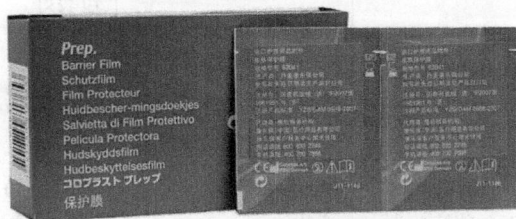

图8-3　片状和棉棒状皮肤保护膜

（三）适用范围

适用于造口周围皮肤的护理，或辅助造口袋/造口底盘的使用，以达到满足和提高造口患者生活质量的需要。

（四）使用方法

使用时皮肤需要清洁、擦干，皮肤褶皱处应撑开充分接触；喷涂后要待干，之后再使用防漏膏并贴上造口袋。如大便失禁、伤口渗液过多时，洗净擦干局部皮肤，喷涂保护膜，避免浸渍皮肤，可以配合造口粉使用。

（五）注意事项

1. 如皮肤保护膜含有酒精，不可直接用在破损的皮肤上。
2. 保存时要远离火源，避免剧烈碰撞。
3. 使用时皮肤需清洁、抹干。
4. 喷涂于患处时应充分待干。

三、用于防渗漏的产品有哪几类？分别有什么特点？

目前可用于预防渗漏的造口产品有防漏条、防漏膏、可塑防漏环，主要功能大致相同，主要是通过填补皮肤和造口底盘之间的空隙，防止排泄物渗漏；此外弹力胶贴通过加固底盘的粘贴性，也可以起到预防渗漏的作用（表 8-2）。

表 8-2　防渗漏产品

名称	特点	适应证	使用须知	图片
防漏条	易塑形性、柔软有韧性；不含酒精，打开包装不会变硬	用于填平肠造口周围皮肤凹陷、皱褶、缝隙使其平整，防止渗漏	1. 一般的皮肤皱褶处单层使用 2. 较深的凹陷可多层使用，须待干约 1min 后再覆盖下一层 3. 也可直接粘贴于保护膜上 4. 用时皮肤可能发生轻微的刺痛感，待干后即消失 5. 根据需要剪裁，剩余部分要包装好	
防漏膏	分为含酒精和不含酒精两类	1. 若皮肤表面不平滑或有褶皱，可用防漏膏填平后才粘贴造口袋，防止排泄物渗漏 2. 防漏膏可涂在造口底盘开口边缘，防止排泄物渗入皮肤	1. 使用后要即时拧好盖，预防防漏膏变干 2. 含酒精成分的防漏膏不宜使用在已有皮肤损伤的部位 3. 新生婴儿尽量不使用含酒精成分的防漏膏	

续表

名称	特点	适应证	使用须知	图片
可塑防漏环	1. 柔软、方便使用、不含酒精成分 2. 易于塑形，有效阻隔排泄物，操作简单 3. 具有弹性，可与肠造口周围皮肤紧密贴合	1. 用于肠造口周围皮肤凹陷的填充物使用 2. 可剪裁，适用于婴幼儿	可塑型防漏贴环可根据肠造口的形状来塑形	
弹力胶贴	1. 具有弹性，可顺应身体形态变化 2. 能够部分吸收水分，亲肤友好	1. 弹力胶贴能够防止底盘边缘翘起和卷边，固定造口底盘 2. 可顺应身体形态变化，为患者身体活动提供更多自由，确保装置牢固粘贴并使佩戴时间更长	弹力胶贴可贴合于底盘边缘上层，可根据需求选用一片或两片	

四、造口腰带有什么作用？适应证是什么？如何进行使用？

（一）作用

造口腰带用于造口的护理及固定，减少外力对底盘影响，延长造口袋使用寿命（图 8-4）。

（二）适应证

存在肠造口周围皮肤凹陷或肠造口与皮肤平齐、肠造口排泄物稀薄、肠造口周围皮肤不平整等原因导致底盘难以与皮肤紧密贴合的患者。

（三）使用方法

将造口腰带一端的卡扣扣入底盘卡环上，腰带绕腰一周，将另一端卡扣扣入底盘另一端卡环中，再调节腰带上面的扣环，使腰带大小合适。

（四）注意事项

1. 不可压迫肠造口。

2. 宜平躺姿势佩戴后才可离床活动。

3. 佩戴的松紧以平躺姿势佩戴后可插入两根手指（食指和中指）为宜。

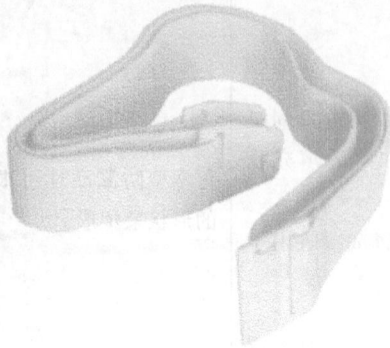

图 8-4　造口腰带

五、造口弹力腹带有什么作用？如何使用与洗涤？

（一）作用

造口弹力腹带可以设置不同的弹性适应不同的体型，反复清洗不容易变形。主要适用于造口患者佩戴在造口腹部上，起到加固造口袋的承重和预防造口旁疝和疝气的发生所配用的产品（图 8-5）。

（二）使用方法

将造口袋按照正确步骤安装好，将造口腹带轻轻包住腹部，简单固定，将腹带中心孔对好造口袋所在位置，一手按压造口底盘，一手将造口袋袋体从腹带中心孔拉出，请务必动作轻柔，不要使造口袋移位，整理好边沿，使腹带中心孔全部压住造口袋底盘，一只手按住整个造口袋及腹带，另外一只手根据腰围调整腹带的长度。

（三）洗涤方法

1. 用热水或漂白剂清洗会减弱产品的弹性。

2. 产品宜晾干，避免暴晒。

3. 宜手洗，不要使用刷子清洗魔术贴的部分。

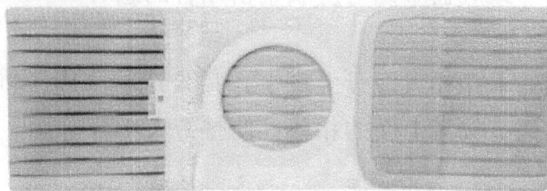

图 8-5　造口弹力腹带

六、什么是黏胶祛除剂？都有什么类型？特点是什么？

当造口底盘粘贴过紧难以揭除或者造口周围皮肤上残留黏胶难以祛除时，为了避免暴力揭除造成的皮肤损伤，可以使用造口袋盘黏胶祛除剂，根据产品性状可分为造口底盘黏胶剥离喷剂和造口底盘黏胶祛除擦纸。

（一）**造口底盘黏胶剥离喷剂**（图8-6）

1. 特点。有效预防黏胶揭除对皮肤的损伤；不含酒精，对皮肤无刺激；去除残留于皮肤表面的底盘黏胶；喷雾在干燥后不会影响底盘与皮肤的黏合。

2. 用法。轻柔地向底盘周围喷射1~2次即可使底盘从皮肤自动脱落。

（二）**造口底盘黏胶祛除擦纸**（图8-7）

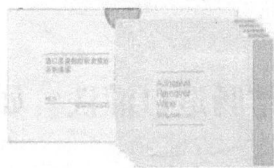

图8-6 造口底盘黏胶剥离喷剂　图8-7 造口底盘黏胶祛除擦纸

1. 主要成分。硅基底。

2. 特点。轻柔揭除各类医用黏胶，避免疼痛，有效预防揭除损伤。

3. 使用方法。将底盘移除后，取出擦纸，覆盖残留黏胶若干秒后轻轻擦拭，即可轻松祛除黏胶。

七、什么是造口栓？

造口栓是一种特殊的造口护理产品，由压缩泡沫包裹非亲水性薄膜制成，呈小栓子状。使用时将造口栓塞入造口内，造口栓内的薄膜溶解，里面的泡沫吸收肠道内的水分膨胀堵塞造口，从而防止肠内容物流出而控制排便。造口栓隐蔽性好，除臭、无声，使用后患者自我形象不受影响，提高了患者在社交活动时的自信心。造口栓较适合降结肠和乙状结肠单腔造口者，特别是适合结肠灌洗后患者，但存在价格高、易脱落、渗漏的缺点，造口狭窄或出现机械性梗阻者禁用。

八、除臭剂都有几种类型？分别有什么特点？

除臭剂的类型有：①过滤片（图8-8）可排出气体，防止胀袋，祛除异味。②清香剂（图8-9）可以有效地预防和控制异味的产生，祛除造口袋残留的异味。

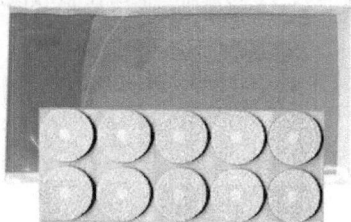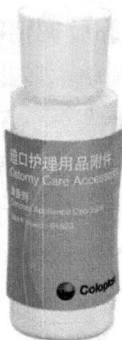

图8-8　过滤片　　　　　图8-9　清香剂

九、什么是结肠造口灌洗？如何进行结肠造口灌洗？

（一）结肠造口灌洗

是指通过一根橡皮软管将溶液灌入造口，刺激肠道蠕动，目的是训练肠道定时蠕动，形成规律性排便，消除或减轻造口气味，减少肠道积气和对造口周围皮肤的刺激。正常人有一定的排便规律，多固定在某一时间排便，当接近这一时间段时就会产生便意，这是一种生物钟效应，根据这一原理，对直肠癌术后永久性结肠造口患者每天进行定时结肠造口灌洗，利用灌洗刺激肠道蠕动，建立起有规律的排便刺激，通过灌洗可以明显降低排便次数，消除或减轻结肠造口异味，减少造口周围皮肤刺激的发生率，能够达到自主排便，46%~74%的患者在两次灌洗之间不用或少用造口袋，减轻了患者的心理负担，便于患者更好地参加社交和娱乐活动，大大提高了患者的生活质量。

（二）适应证

1. 身体方面。降结肠或乙状结肠永久性单腔造口，患者肠道功能异常，体质较好。

2. 精神方面。患者能接受灌洗方法，患者有能力执行此项操作，家庭支持。

3. 环境方面。患者居家有独立卫生间。

（三）禁忌证

1. 年龄。婴儿灌洗肠穿孔的机会大，儿童不能久坐，高龄患者可能难以保持体质或精神状态。

2. 结肠情况。暂时性结肠造口，升结肠或横结肠造口，术前排便无规律，肠造口脱垂或造口旁疝，结肠持续性病变，如放射性结肠炎等会增加肠穿孔的危险。

3. 全身系统疾患。关节炎、帕金森病、瘫痪；心脏或肾脏疾病，治疗预后差的病患。

4. 其他。缺乏卫生设备，患者没有兴趣，盆腔或腹部放疗期间极易引起肠穿孔等。

（四）**优点**

1. 保持机体功能。养成定时的排便习惯，清洁（24~48h 无粪便排出）。

2. 减少臭味。粪便彻底排出，减少细菌的活动，从而消除或减轻了臭气和集气。

3. 增强自尊和社交自信。可以减少佩戴造口袋，恢复一定的排便规律。

4. 减少皮肤刺激。因无粪便渗漏，降低了肠造口周围皮肤的刺激。

5. 节省费用。结肠造口灌洗后无须佩戴造口袋，减少了造口袋的费用。

（五）**缺点**

1. 必须备有私密场所（厕所、浴室）和灌洗必需品等。

2. 从准备工作开始到整理结束为止的整个过程需要 1h 左右。

3. 和自然排便法不同，不适用于每位肠造口者。

4. 有肠穿孔的危险。

（六）**灌洗步骤**

1. 用物准备。结肠造口灌洗器（图 8-10） 1 套（包括集水袋、连接管、灌洗圆锥头、底盘、袖带、腰带、夹子、袖式引流袋）；造口用品（造口袋、迷你袋、纱布、量杯、38~41℃温水约 1000mL、润滑剂、温度计、草纸，排便容器如厕缸或排便桶）。

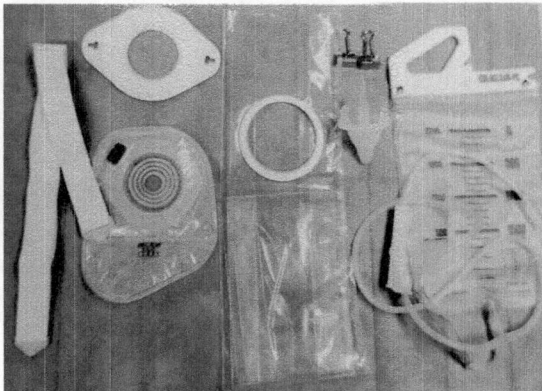

图 8-10　结肠造口灌洗器

2. 灌洗时机。每日定时灌洗，时间需要充裕，最好在进餐 2h 以后进行灌洗。

3. 体位选择。常取坐位，便于患者自己观察和操作，最初的 1~2 次操作，最好在医生、护士指导下完成，以后患者自己操作，也可在家人帮助下进行。

4. 将流量控制器压到底，并确定安全关闭。

5. 用温水注入集水袋中，将集水袋挂在站立时与肩齐平的高度。

6. 佩戴腰带和底盘，装上袖式引流袋，并将引流袋的底端放入厕所或污桶内。

7. 涂润滑油或液状石蜡于灌洗头上，打开流量控制，排出管子中的空气。

8. 以食指沾润滑油涂造口，有利灌洗头插入。将灌洗头由引流袋上方的开口处进入，再插入造口内，以手轻轻按压固定灌洗头。

9. 慢慢打开流量控制器，注视集水袋中水面下降的快慢，以流量控制器或患者的感觉来调整流速，当有腹胀时应减速，每次灌洗不得少于 10min。

10. 水灌完后，灌洗头不可立即拔出，必须等 2~3min 才取出。引流袋上端附有褶板，向下反折两折后，再将左右突出部分折平即可。

11. 30~40min 大便才能排除干净，在等待期中可看报纸、听收音机等。灌洗完后，可使用便袋，扣在胶板的扣环上，以收集残余的排泄物，并增强患者的安全感。

12. 开始每天定时灌洗 1 次，1 周后可 2 天 1 次，可以达到 2 天内无粪便。

13. 如果是经常灌洗的患者，在灌洗后造口完全无排泄物渗出，可用纱布或棉球覆盖在造口上，周围用胶纸固定，也可使用一件式便袋贴在造口上，以防万一。最后将灌洗袋、引流袋、灌洗夹等用品清洗干净，晾干备用。

第九章　肠造口患者的术前护理

第一节　术前评估及护理

肠造口手术的实施挽救了许多患者的生命，同时也给患者带来了身体和心灵的创伤。尤其是排便方式的改变，长期佩戴造口袋，使患者形象发生改变，心情压抑等，严重影响患者的生活质量。为了更好地促进肠造口患者的术后康复，提升生活质量，做好术前评估异常关键。

一、肠造口患者手术前需要评估哪些方面内容？

肠造口患者通过术前评估可以获得患者必要的信息，以便制订个性化的护理计划。评估的内容主要包括以下几个方面：

（一）营养状态

评估患者有无贫血、低蛋白血症、营养不良等现象，欧洲临床营养和代谢学会（The European Society for Clinical Nutrition and Metabolism，ESPEN）及中华医学会肠外肠内营养学分会（Chinese Society for Parenteral and Enteral Nutrition，CSPEN）均推荐采用营养风险筛查 2002（Nutritional Risk Screening 2002，NRS 2002）筛查一般成年住院患者的营养风险。NRS 2002 总分≥3 说明存在营养风险，需进一步进行营养评估。营养评估主要判断患者有无营养不良及其严重程度，以及时采取针对性措施，包括纠正贫血、低蛋白血症，给予营养支持，以增强其抵抗力，提高手术耐受性，这对降低造口并发症发生也有很大作用。

（二）饮食状况

给予高热量、高蛋白、丰富维生素的低脂肪、易消化、半流质饮食，手术前一日晚间禁食、禁水。

（三）肠道系统

评估患者术前有无腹泻或便秘，做好肠道准备。

（四）现病史

有利于评估肠造口手术的可能性和肠造口的类型。

（五）既往史

如曾做过肠道手术，肠造口的手术位置可能会改变；如曾患有脑卒中的患者，有可能导致双手的灵活性欠佳，将会影响肠造口术后的自我护理；评估既往有无吸烟、支气管哮喘病史、肺功能损害等，针对原有疾病进行控制，对症治疗，待其肺功能状态能耐受手术时方可手术。术前嘱咐患者戒烟，教会其深呼吸及咳痰的方法，并予以雾化吸入、拍背帮助排痰以清理呼吸道。

（六）职业和生活规律

患者的职业特点将不同程度地影响肠造口位置的选择。例如电工需戴工具带、司机需长期坐位开车、警察腰间佩戴枪带、体育教练常弯腰下蹲等。这些患者在进行肠造口位置选择时，往往不能按常规的肠造口定位选择肠造口位置，而应结合其职业特点选择适合的肠造口位置。

（七）皮肤情况

了解皮肤过敏史，如过敏体质的患者应考虑进行皮肤接触试验，同时在应用造口用品期间注意观察是否有变态反应；造口袋粘贴的稳固性与肠造口周围皮肤状况有很大的关系，术前评估腹部拟进行肠造口的区域皮肤是否完整、有无瘢痕；是否有局部或全身皮肤疾病等。

（八）语言沟通能力

语言能力包括听、说、阅读以及理解能力。尽管听力丧失并不是肠造口护理的主要障碍，但会影响患者接受健康教育的效果。阅读和理解能力不同，接受能力也会有很大差别。故在进行健康教育或肠造口护理指导时，应根据患者的个体情况来制定不同的措施。对于听力障碍的患者，肠造口护理教育可尽量选择看或者写的形式进行信息交流，如看录像、幻灯片、图片、肠造口护理指导手册等，尽量使用简单的护理方法来指导患者掌握肠造口护理方法。

（九）视力

患者的视力状况直接影响肠造口护理目标的制订、造口用品的选择以及肠造口护理计划的实施。如果视力明显损坏，可通过触觉的方法来指导患者使用造口器材。

（十）手的灵活性

肠造口护理需要手的灵活配合。评估患者手指是否健全及其灵活性，了解患者是否患有影响手灵活性的疾病（如脑卒中后肢体活动障碍、意向性震颤、限制性关节炎等），双手能否进行协调操作等。

（十一）手术了解程度

术前还需评估患者及家属对肠造口手术的了解程度及对肠造口手术的接纳程度，解释手术的目的和意义，肠造口的类型，引荐手术成功病例，安排肠造口访问者医院探访。

（十二）社会、心理状况

肠造口手术后患者由于没有括约肌的功能，无法控制排泄物的排空，给患者及家属带来了很大的烦恼，常见的心理问题包括焦虑、紧张、抑郁、不安、消极、孤独、悲观、自身形象紊乱等。因此术前应评估其紧张焦虑的程度和原因，有无影响到进食与睡眠，通过评估制订有针对性的心理疏导计划，可在一定程度上减轻或消除心理压力，使其以最佳状态接受手术，为手术的顺利进行创造条件。

（十三）经济状况

对于许多患者来说肠造口将伴随他们的余生，肠造口护理产品的费用将会加重患者的经济负担。因此，要了解患者的经济状况，以便更好地指导患者选择合适的造口用品。

二、肠造口手术前的健康教育包括哪些方面？

因受传统观念的影响，患者及家属往往对于肠造口手术难于接受，容易产生抗拒、悲观甚至绝望的心理，同时因对手术恐惧而产生焦虑，随着手术日期的临近，患者的忧虑和恐惧可达高峰。做好患者术前健康教育对减轻患者的术前心理压力、促进术后康复起到重要作用。

（一）肠造口手术原因

向患者和家属讲述肠造口手术的原因、重要性，可利用肠道解剖图向患者和家属讲解作用。肠道的解剖和生理，目前患病的情况，因疾病治疗的需要，必须行肠造口手术，使之明确肠造口手术的重要性。

（二）肠造口护理知识

向患者和家属讲述肠造口的类型和相关的肠造口护理知识，利用书籍、肠造口模型及图片向患者及家属讲解肠造口的手术方式、肠造口的位置、肠造口的排便功能及造口手术后的护理，还可以通过使用幻灯、录像等视听设施及派发肠造口护理手册，使患者认识到肠造口手术只是排便出口途径的改变，对胃肠道功能无影响，只要掌握肠造口护理知识，术后仍然可以回归普通人的生活。

（三）造口袋的作用

向患者及家属介绍造口袋的作用和特性，让患者和家属对造口袋的作用有初步的感性认识，必要时让患者试戴造口袋，使其初步体会到其实造口袋隐蔽性很高、不会对日常生活造成影响，从而消除患者对佩戴造口袋的恐惧感，增强接受肠造口手术的信心。

（四）心理疏导

每个患者会因年龄、文化修养、职业特点、宗教信仰的不同而对肠造口手术的认识程度和接受程度存在差异，可针对性地给予患者心理疏导，减轻其心理压力，树立其信心。

（五）安排造口探访

针对即将行肠造口手术的患者对肠造口的困惑与恐惧等心理问题，仅依靠医务人员的帮助是远远不够的。安排肠造口访问者进行术前访视，通过肠造口访问者探访开展现身说法，在缓解患者的心理压力上可起到重要作用。同时让患者亲身感受到肠造口者可以重返社会健康地生活和工作，以便解除顾虑，增强治疗的信心。

（六）鼓励家庭支持

家庭成员的心理状况如何，能否给患者以精神上的支持和鼓励对患者的心理起着直接影响。良好的家庭支持可以影响患者的行为，当家庭成员提供照顾时，可以增强患者的自尊和被爱的感觉，起到互相协调、共同面对疾病的作用。

患者一旦诊断明确，确定肠造口手术时就要进行健康教育，且健康教育要反复多次，特别对肠造口手术存在恐惧、焦虑的患者，同时也要对家属进行健康教育，并且需要耐心聆听患者及家属的倾诉。

三、如何进行术前肠道准备？

目前结直肠手术快速康复外科不提倡患者常规肠道准备，对非常规肠道准备患者需注意以下几方面问题：①无胃肠道动力障碍者术前 12h 前可进固体饮食，8h 前可进清流饮食。②建议患者术前 12h 饮 800mL 碳水化合物（白糖水、葡萄糖水、运动饮料），以减少术前口渴、饥饿，降低术后胰岛素抵抗发生率，有效预防术后高血糖。③但目前进行肠造口手术患者极大部分术前 1 天还需进行低渣或流质饮食，术前晚给予清洁灌肠或口服泻药，术前禁食 8h、禁水 4h。

第二节　术前肠造口定位

一、为什么要进行术前肠造口定位？

术前选择肠造口位置对肠造口是非常重要的，因为患者一旦接受肠造口手术，肠造口将会伴随他们一段时间甚至余生。一个位置选择得当、结构完美的肠造口可以使患者今后的生活过得更加有信心。粘贴牢固的造口袋、健康的肠造口周围皮肤和良好的自理能力都是加速患者康复并重返社会的重要因素。

（一）便于自我照顾

大量研究发现，进行肠造口定位的患者术后造口自我护理能力高于未行术前肠造口复位者。由于手术时平卧、麻醉和切口等因素的影响，如果仅凭外科医师的经验在手术中定位，造口的解剖位置可能与理想的位置有较大偏离，会给术后护理带来不便。通过专科人员进行规范的术前肠造口定位，有助于患者的自我照顾，提高生活质量。

（二）加速患者康复

粘贴牢固的造口袋、健康的造口周围皮肤和良好的自理能力都是加速患者康复并返回社会的重要因素。

（三）减少并发症

1. 减少皮肤溃疡。造口位置不当，如在褶皱处、靠近肋弓或髂前上棘等，则易造成造口用具与皮肤之间的粘贴紧密度不够，排泄物易漏出，刺激造口周围皮肤或手术切口，造成皮肤破溃、感染等。

2. 减少肠造口脱垂、回缩及造口旁疝的形成。造口设于腹直肌上，可减少肠造口脱垂、回缩及造口旁疝的形成。

（四）避免造口护理用具选择困难

由于造口位置不当，会使造口护理器材使用日期缩短，甚至需选用多种造口用具组合使用，徒增患者造口用具选择上的困难及患者经济上的负担。

（五）心理重建的问题

造口位置不当可造成贴袋不紧密导致排泄物漏出，易使病患感到羞耻、肮脏、缺乏自信而退缩以影响其日后身心恢复的效果。

二、肠造口位置选择不当会引起什么问题？

（一）造口袋粘贴困难

如肠造口周围皮肤凹陷、存在褶皱等位置不平坦造成造口袋粘贴困难，容易出现粪便渗漏，造成患者生活不便及引起肠造口周围皮肤损伤，由于频繁更换造口袋，加重患者的经济负担。

（二）肠造口位置不当

当患者姿势改变时，常会影响造口用具与皮肤之间粘贴的密合度，排泄物容易经肠造口渗漏而刺激肠造口周围皮肤，而引起皮肤的溃烂、红肿、疼痛和感染。

（三）并发症发生

由于肠造口位置选择不良容易导致肠造口脱垂、造口旁疝、肠造口回缩等并发症发生。

三、什么是合适的造口位置？

（一）理想的造口位置

理想的造口位置位于脐部下方脂肪最高处的腹直肌内，患者自己能看见并且手能触及，远离瘢痕、褶皱、皮肤凹陷、骨头凸出处，患者坐、立、躺、弯腰、左右倾斜均感舒适，周围皮肤无褶皱（图9-1）。

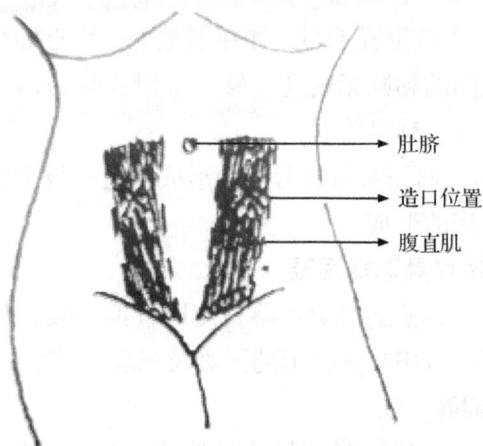

肚脐

造口位置

腹直肌

图 9-1　肠造口结构

（二）肠造口应避开的部位

肠造口应避开陈旧的瘢痕、皮肤褶皱、脐部、腰部、髂骨、耻骨、手术切口、肋骨、腹直肌外、现有疝气的部位、慢性皮肤病（如带状疱疹、银屑病）的部位。因这些部位不利于粘贴造口用品，并容易导致肠造口周围皮肤并发症的发生。

（三）根据手术的类型进行肠造口定位

根据病情、手术的方式确定肠造口开出的部位。通常乙状结肠造口、降结肠造口位于左下腹部；回肠造口位于右下腹部；横结肠造口位于左或右上腹部（图9-2）。

四、如何进行术前肠造口定位？

（一）定位人员

2014年世界造口治疗师协会制定的肠造口护理指南指出：无论是择期手术还是非择期手术，术前均由造口治疗师或经过专业培训的人员对患者进行肠造口定位。

（二）定位时间

手术前24~48h，不超过72h。过早定位，穿衣、沐浴等擦拭会影响标识的清晰度。若术晨才定位，时间匆忙，不便于对患者进行评估和辅导。

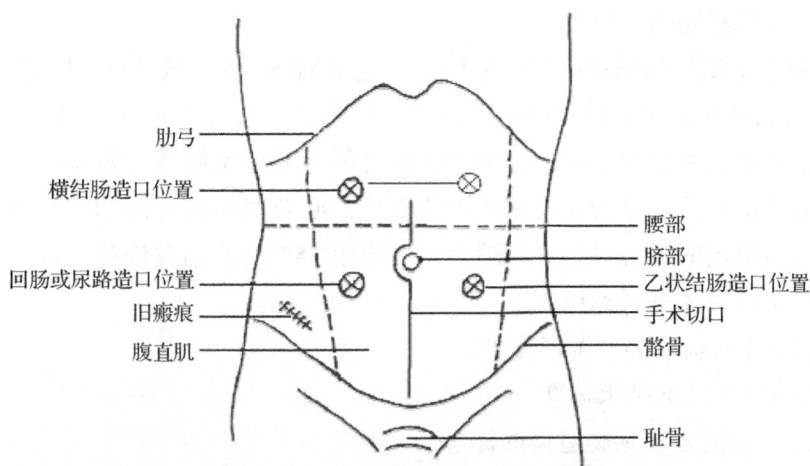

图9-2 根据手术类型选择肠造口位置

图中标注：肋弓、横结肠造口位置、回肠或尿路造口位置、旧瘢痕、腹直肌、腰部、脐部、乙状结肠造口位置、手术切口、髂骨、耻骨

(三) 定位的操作步骤

1. 核对医嘱。

2. 评估手术类型。

3. 准备。

(1) 环境准备。准备私密、温暖、光线充足的环境。

(2) 物品准备。手术定位笔、皮肤保护膜1瓶、透明敷料（6cm×7cm）1块、75%酒精1瓶、棉签1包、肠造口模型。

4. 向患者做自我介绍。讲述肠造口定位的目的和重要性、操作步骤和必要的配合。

5. 评估患者生理、心理和社会情况。

6. 评估腹部外形，以便找最适当的位置。

7. 寻找腹直肌边缘。协助患者去枕平卧，操作者一手托着患者的头部，嘱患者抬头眼看脚尖，使腹直肌收缩，另一手触诊寻找腹直肌边缘，用手术定位笔以虚线标出腹直肌的边缘。

8. 初步拟定并标出恰当的肠造口位置。

(1) 乙状结肠造口。方法一：在左下腹部脐与髂前上棘连线的内上1/3腹直肌内选择平坦合适的肠造口位置。方法二：脐部向左作一水平线，长约5cm，与脐部向下作垂直线长约5cm围成在腹直肌内的正方形区域，选择平坦合适的肠造口位置。

(2) 回肠造口和泌尿造口。方法一：在右下腹部脐与髂前上棘连线的内上1/3腹直肌内选择平坦合适的肠造口位置。方法二：脐部向右作一水平线，长约5cm，与脐部向下作垂直线长约5cm围成在腹直肌内的正方形区域，选择平坦合适的肠造口位置。

(3) 横结肠造口。在左或右上腹以脐部和肋缘分别作一水平线，两线之间在腹直肌内的区域选择肠造口位置。

（4）初步拟定好的肠造口位置采用手术定位笔画"X"或"O"标记。

9. 最后确认并标出最佳的肠造口位置，评估初步拟定的肠造口位置是否合适，协助患者采取坐位和站立体位，分别评估患者能否看清楚肠造口定位标记，并注意观察拟定的肠造口位置是否在皮肤褶皱的部位，必要时做相应的调整，直至满意为止，如对初步拟定的肠造口位置不满意，可使用75%的酒精擦洗掉，最后确认在腹部的肠造口位置后才进行标识。

10. 记录并向病区护士做好交班。

11. 肠造口定位的结果标准。

（1）患者能清楚看到肠造口的标志。

（2）患者对拟定的肠造口位置满意。

（3）标识的肠造口位置标志清晰。

五、特殊患者如何进行术前肠造口定位？

（一）坐轮椅的患者

坐轮椅的患者的肠造口定位，患者须坐在轮椅上来评估肠造口的位置才合适。

（二）义肢或上肢功能不全的患者

义肢或上肢功能不全的患者需让患者穿戴好辅助器材后才评估肠造口的位置，使患者能看得见并自我触摸到肠造口。

（三）乳房下垂的妇女

乳房下垂的妇女肠造口位置应定在腹部左（右）的略下方，以免下垂的乳房遮住视线，影响日后的自我护理。

（四）脊柱侧弯

脊柱侧弯的患者肠造口位置应选择腹部较平坦、脂肪褶皱较少的位置。

（五）婴儿

婴儿可选在腹部中央或脐部与肋缘连线的中线，较大的小孩则选在脐部下方。若幼儿患者因成长而发生体型改变时，造成肠造口护理上的困扰时，应考虑重新选择肠造口部位，新的肠造口位置与原先的肠造口位置之间间隔至少5cm以上，以预防原先的肠造口愈合后所产生的瘢痕收缩而导致新肠造口周围皮肤的不平整，影响日后的护理。

（六）两个永久性肠造口

若须同时做两个永久性肠造口时，即泌尿造口和乙状结肠造口时，所选择位置最好在左、右下腹壁，并且不要把两个肠造口定在同一水平线上，泌尿造口位置宜设置于上方，而乙状结肠造口位于下方，以免影响患者日后需佩戴腰带对另一肠造口产生压迫。

（七）**其他**

暂时性的横结肠造口以及身体肥胖、腹部凸出明显者的肠造口定位，肠造口位置要提高到左（右）上腹部，离肋骨下缘至少 5cm 以上位置，以免凸出的腹部挡住患者检查肠造口的视线，影响日后自我护理。

第十章 肠造口患者的术后护理

第一节 术后早期护理

一、如何对术后伤口进行观察？

伤口在手术后48h内，可能会有轻微的渗血，要注意观察伤口渗液的色、质、量。若于短时间内，伤口敷料渗血量大或有内出血症状应及时报告医生。有些伤口于手术后6~7d才出现出血，这可能是由于缝线松脱或感染等原因导致的。由于伤口较接近造口，护士应特别留意伤口敷料是否被粪便或尿液污染。如有应及时更换伤口敷料，同时遵医嘱给予抗感染的预防。伤口缝线一般7~10d拆除。

二、如何观察手术部位的引流状况？

引流的种类很多，其目的是将手术部位的浆液、脓液或胆汁引出。注意观察引流液的色、质、量并记录，也需观察引流管周围是否有液体渗出，流出的渗液会刺激周围皮肤而引起皮肤损伤，因此引流管周围皮肤需加强保护。协助患者取半坐卧位或坐位以利于引流，同时需注意引流部位必须高过引流袋/瓶以防止引流液逆流；做好引流袋/瓶的悬挂及固定，以防患者转动体位时牵拉引流管而致脱落；注意保持引流通畅，指导患者勿压迫管道或使管道扭曲，注意评估引流管是否有血块或黏液阻塞现象，如有此情况要及时报告医生处理。引流袋/瓶的引流量会逐渐减少，一般术后5~7d便可拔除。

三、如何对肠造口进行观察？

（一）肠造口的评估

1. 肠造口的类型。常见的造口类型是回肠造口、结肠造口、泌尿造口、输尿管造口等。造口的模式分为单腔、袢式、双口式、分离式。

2. 肠造口的大小。测量肠造口的长度和宽度。

3. 肠造口的形状。圆形、椭圆形、不规则形、蘑菇形等。

4. 肠造口的高度。可能与皮肤齐平、也可能是凸出的，一般肠造口的高度为1~2cm。

5. 肠造口的血运情况。肠造口正常的颜色是粉红色、淡红色或牛肉红色，肠造口有光泽、湿润。手术后初期肠造口有轻微水肿，水肿于术后约6周内逐渐减退。

6. 观察肠造口黏膜与皮肤缝合处的缝线是否有松脱而导致出血或分离。

7. 肠造口的支架管。通常用于袢式的回肠及结肠造口，一般于术后7d拔除。要观察支架管是否有松脱或太紧而压伤黏膜及皮肤。泌尿造口通常有2条输尿管支架管，用以将尿液引出体外，输尿管支架管一般于术后10~14d拔除。

（二）肠造口周围皮肤

正常情况下造口周围皮肤是平坦的，没有下陷现象；皮肤完整干燥、无损伤、溃疡等情况出现。

（三）肠造口的排泄物

注意观察造口排泄物的色、质、量等。回肠造口及结肠造口初期排泄物多是黏液或俗称"溽"，随后会有气体排出。当开始渐进式进食后，粪便会渐渐地排出，排出的粪便会因食物形态而改变。如食物是流质，排泄物会较稀，次数频密；饮食正常后排泄物会转为条状或固体，次数也会相继减少。通常回肠造口排泄物较为稀软，而结肠造口排泄物较成形。

四、肠造口术后早期可能出现哪些肠道并发症？

（一）肠麻痹

肠麻痹（Paralytic Ileus）主要由于长时间手术、使用大量麻醉药及行肠造口时触摸、刺激肠等都会引致肠蠕动缓慢，甚至停顿。通常表现为嗳气较多，恶心、呕吐及有腹胀感觉，腹部听不到肠鸣音及无排气或排便。此时一般需要停留胃管行胃肠减压以减轻腹胀情况。

（二）肠梗阻

肠梗阻（Intestinal Obstructin）原因主要是肠粘连、肠吻合口狭窄或粪便堵塞。根据严重程度可分为不完全性和完全性梗阻。梗阻初期肠鸣音活跃或高调，可伴气过水音。梗阻进展后肠鸣音渐渐减弱，甚至停顿。一般停留胃管胃肠减压会减轻肠梗阻症状，严重及持续性梗阻则需要手术以防肠坏死及肠穿孔发生。

（三）吻合口漏

患者常出现腹痛、腹胀、发热、心率加快、局部性或者弥漫性腹膜炎的症状和体征，有时表现为突然发生的弥漫性腹膜炎和休克。引流管引出浑浊液体（如稀便、尿液），发热（体温持续>38.0℃）。观察到这些情况可能发生了吻合口瘘需要立即通知医生，及时做好相应处理。

五、肠造口术后早期可能出现哪些造口并发症？

（一）肠造口水肿

肠造口水肿原因可能是手术时，肠造口的黏膜受创伤，或由于造口底盘开口太小，压迫肠造口所致。手术后应使用透明造口袋以方便观察。造口底盘裁剪的开口比肠造口大4~5mm，避免压迫肠造口。一般手术后约6周水肿会渐渐退减，肠造口颜色也转为鲜红色，将造口底盘裁剪的开口比肠造口大2~3mm便可。术后早期如果水肿情况持续严重，注意观察肠造口排泄情况，一旦因肠造口水肿引致梗阻，应留置管道排出粪便。

（二）肠造口缺血

供应肠造口的血管可能在手术期间受创伤，从而使肠造口缺血，缺血的肠造口颜色呈深红色，症状轻微时只需观察，待坏死肠造口的黏膜清除后，将重现鲜红色肠造口。严重肠造口缺血可能是因为外科手术所导致，通常在手术后1~2d会观察到肠造口呈紫黑色，需要立即通知医生处理。

（三）肠造口出血

肠造口表面盖着薄薄一层黏膜，像口唇一样容易破损出血，只需轻轻在出血处加压便可止血。另外肠造口与皮肤缝线之间慢慢地可能有出血，可尝试在出血处加压5~10min，如情况持续，可撒上护肤粉或使用藻酸盐敷料再加压止血。若肠造口与皮肤缝线之间或从肠造口流出血液，则需要立即通知医生处理。

（四）肠造口回缩

肠造口与皮肤缝合太紧会令皮肤凹陷不平，应用防漏膏填平凹陷不平处，预防渗漏，避免皮肤损伤。另外也可选用凸面底盘填平凹陷不平处。手术后腹部肿胀，会使肠造口严重下陷，这种情况需要密切观察及护理，先要评估回缩的程度，如果是部分缝线脱落及轻微回缩，在肠造口周围皮肤填补防漏膏再贴上造口袋。如果全部缝线脱落及肠造口严重回缩，则需要立即通知医生处理。

第二节　肠造口用品更换指导

一、什么是造口用品更换的"ARC程序"？

"ARC护理程序"为中心的造口护理。佩戴（Apply）简称A，摘除

（Remove）简称 R，检查（Check）简称 C。这不仅强调规范化的护理流程，更强调护士全程参与患者造口袋的更换，更换过程中不仅进行口头宣教讲解，更注重手把手教学。护士注重与患者沟通交流，了解其对造口的想法、疑问，及时指导、疏导心理问题。

（一）佩戴

患者佩戴造口袋前需检查造口周围皮肤是否清洁、干燥，用生理盐水清洗造口、擦干造口周围皮肤，保持清洁、干燥，确保粘贴与皮肤更好地黏合。剪切造口底盘中心孔，注意中心孔应与造口形状匹配、大小适宜。佩戴时根据皮肤情况使用造口附件产品，如防漏膏、造口护肤粉、皮肤保护膜等。由于造口会随手术时间和身体变化出现结构和尺寸大小的变化，因此要求护士全程动态监测，提醒其及时修正底盘的剪切尺寸并定期检查造口大小和底盘中心孔是否合适。

（二）摘除

定期更换产品并保持揭除时动作轻柔，在对造口袋进行揭除时需双手配合进行，一手将造口袋处皮肤按住，一手将造口袋揭除，操作时必须保证动作轻柔缓慢，最大限度减少对造口周围皮肤的压力和刺激。揭除时一只手轻握底盘揭除手柄，另一只手轻轻按压皮肤，使底盘缓慢从上到下环形揭除，若患者感觉底盘下皮肤瘙痒、疼痛等不适应及时更换。

（三）检查

先对造口周围皮肤颜色变化与否、有无损伤进行检查，并对周围皮肤有无并发症出现进行观察和记录，以对侧正常皮肤为参考，评价患侧皮肤的颜色变化和并发症情况。检查底盘背面的黏胶是否腐蚀，有无排泄物残留，检查造口周围皮肤是否发红或破损，教会患者对造口袋有无渗漏和底盘溶解变色情况进行观察，以溶解变色情况为依据对换药间隔时间进行确定，以患者具体情况为依据决定换药频率。

二、如何更换造口袋？

第一步：选择底盘。先使用造口尺测量造口大小，然后选择适合患者造口的底盘。即如果造口尺寸小于 35mm，则选用 40mm 规格的底盘；如果造口尺寸大于 35mm，但小于或等于 45mm，则选用 50mm 的底盘；如果造口尺寸大于 45mm，但小于或等于 55mm，则选用 60mm 底盘。

第二步：底盘上剪孔（图 10-1）。底盘已预先开有一个 10mm 的孔。在剪切指示标签上画出患者的造口形状，然后在底盘上剪出适合造口的尺寸和形状的孔。用弯形剪会更易操作。贴底盘前，确保皮肤清洁及干燥。

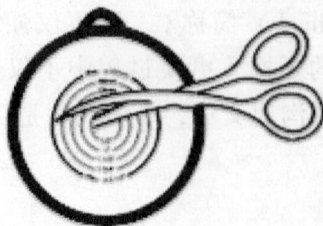

图 10-1　底盘上剪孔

第三步：除去粘贴保护纸。用拇指按住黏胶的一边，用另一只手揭开保护纸。

第四步：贴戴底盘（图 10-2）。将底盘沿着造口适度紧密地贴在皮肤上，由底部开始，用手指紧压一会儿，然后平整地向上使底盘紧贴皮肤。

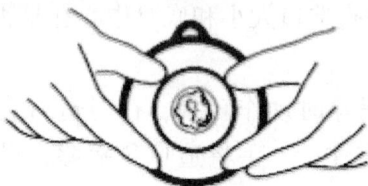

图 10-2　贴戴底盘

第五步：装上造口袋（图 10-3）。使锁环处于打开状态，从底部开始，手指沿着袋接环外部由下向上将袋子和底盘按紧。当听见轻轻的"咔嗒"一声，说明袋子已安全地装在了底盘上。调整袋子至最佳位置。经过稍许训练后，可用一只手完成安装袋子。

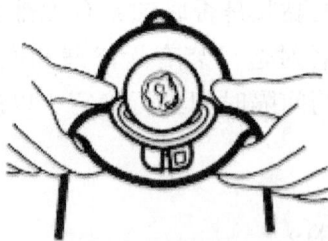

图 10-3　装上造口袋

第六步：将袋子与底盘锁住然后锁上锁环，当听到"咔嗒"一声，表明袋子已与底盘锁在一起。

第七步：排放阀的使用及如何封闭造口袋（图 10-4、图 10-5）。在将造口袋与底盘锁合使用前，请先撕下一个封口条，把其平贴于距造口袋底部开口 0.5cm 处；如果第一次没有贴正，请撕下重贴。然后，把贴好的封口条同薄膜一起由身体内侧向上折叠 4~5 次，再将封口条两端向外反折即可。有一些造口袋直接有配套的夹子，封闭时直接用夹子将造口袋底部开口夹住即可。

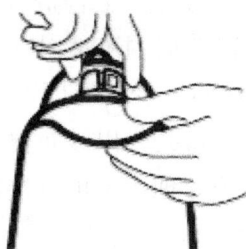

图 10-4 排放阀的使用

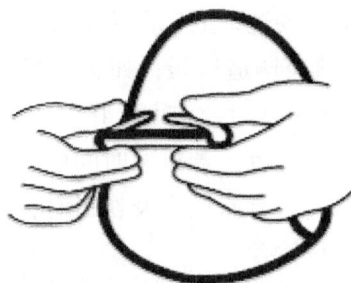

图 10-5 封闭造口袋

第八步：除去袋子和底盘袋子（图 10-6）。

（1）用指尖向身体方向轻压小凸耳，即可打开锁环。

（2）在确认锁环被打开后，向上提起造口袋同时将其拉离底盘即可取下造口袋。

（3）如果用手拉住袋子顶部，可能会更方便取下袋子底盘。

（4）用一只手按住皮肤，另一只手小心缓慢地自上而下将底盘揭掉。

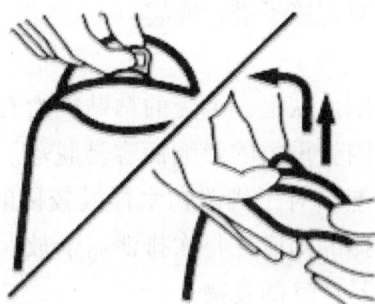

图 10-6 除去袋子和底盘袋子

三、更换造口袋的注意事项有哪些？

更换造口袋的注意事项有：①更换造口袋时，要用棉纱、湿纸巾和温水清洁造口，不要用任何肥皂或消毒剂和粗糙的纱布、卫生纸等，避免刺激皮肤。②当造口有渗漏或底盘失去粘贴力之前，及时更换底盘最佳。③更换底盘时先把失去粘贴力的底盘除去，再用棉球或纱布和温水清洁造口和皮肤，也可以使用专业造口清洁液。待皮肤干爽后再把新的底盘贴上。④必要时使用防漏膏以确保不平皮肤与底板粘贴紧密。⑤保证造口周围皮肤的干爽，将皮肤撑平粘贴造口袋，粘完再按住黏胶15min，并且在 30min 内避免剧烈运动以加强黏附性。粘贴时请采取立位或仰卧位以保持腹部皮肤的平整。最好配上一条腰带增加黏附力，避免牵拉，能适当延长使用时间。⑥肠造口可能因为碰触、换造口袋或清洁皮肤时会有少量出血，这是正常的现象，不需特别担心。⑦更换肠造口袋后，若发现造口黏膜发黑，需立即将造口撕下，重新剪裁与肠造口周围距离 0.2~0.3cm 的造口袋再贴上。⑧当造口袋中粪便满 1/3~1/2，应排空肠造口袋，如肠造口袋有渗漏或肠造口周围不适时应予更换。⑨更换肠造口袋的时机宜在饭后 4h 或饭前 1h，勿在服用刺激排便药物后立即更换。⑩永久性肠造口患者，若排便时间已固定，可免用肠造口袋，以纱布覆盖肠造口即可。⑪肠造口周围有深层发炎伤口时，需进行伤口换药处理，不可直接贴上肠造口袋，应返回门诊治疗。

四、哪些原因造成底盘渗漏？

（一）患者或家属对造口护理技能不掌握

患者或家属受生理因素的影响，如手的灵活性差，视力差等原因，或者造口自我护理不熟练、不掌握等因素，未能将造口周围皮肤清洁干净、造口周围皮肤不干爽等导致造口底盘粘贴不牢固或造口底盘与皮肤之间粘贴不平稳出现缝隙等而发生渗漏。对于这样的患者，尽量采用操作简单的造口袋，鼓励家属提供支持和帮助。难以看见造口的患者，可以对着镜子进行换袋。

（二）造口袋过度胀满

造口底盘粘贴在造口周围皮肤上，承受的粘贴能力有一定限度，如造口袋过满而未能及时排放，造口底盘因受重力的影响而容易脱落。如果造口排气过多，造口袋的气体胀满同样会导致渗漏。对于排泄物水样或较稀的，指导患者当造口袋 1/3 满时便要清放；排泄物为固体的则应在每次排泄后清放。排气过多的患者，建议使用带碳片的造口袋，少食容易产气的食物。

（三）造口袋过久不换

由于造口袋的价格较贵，很多患者特别是老年患者为了节省费用，造口袋粘贴使用时间长，造口底盘达到饱和仍然继续使用。甚至有的患者发现渗漏后，在渗漏位置粘贴胶带继续使用。造口袋使用时间过长造成渗漏，不但会漏出粪便气味，也会弄脏衣物，甚至会造成皮肤的并发症。所以造口底盘每隔 3~5d 更换 1 次，尽量不超过 7d，尤其回肠造口患者出现渗漏一定要随时更换。

（四）造口袋选用不恰当

造口周围皮肤出现凹陷的患者选用两件式底盘或一件式非凸面造口袋，致使底盘的粘贴面容易翘起，无法与皮肤完全接触，排泄物容易从底盘下渗漏。对于造口周围有凹陷，建议使用两件式凸面底盘或一件式凸面造口袋，使用凸面底盘配合腰带，效果更好。必要时在凹陷处使用防漏膏或防漏条、垫片等垫高后再粘贴造口底盘。

（五）体形的改变使造口难以观察

造口患者手术后解决了疾病的痛苦，同时很多患者手术后在家休养，营养补充加强，而缺乏锻炼，因而容易使体重突增，引起腹部膨隆，难以看见造口或出现造口回缩现象，影响造口底盘粘贴的稳固性；而肿瘤无法切除仅行造口手术的患者往往因为肿瘤的发展，使患者体重逐渐下降，随着病情的进展，体重有可能猛烈下降。导致造口周围皮肤出现皱褶而影响造口底盘粘贴的稳固性。

对于难以自己观察到造口的患者，建议患者更换造口底盘或一件式造口袋时使用镜子帮助；造口回缩者建议使用凸面底盘，另佩戴腰带或腹带；造口周围有皱褶在粘贴造口底盘时先将皱褶部位的皮肤拉紧再粘贴底盘，必要时在皱褶部位粘贴防漏条或补片；体重过度增加者建议减肥，过度消瘦患者鼓励多进食高蛋白、高脂肪的食物。

（六）体位和活动改变

住院期间患者大部分时间卧床，平卧位时很难发现造口周围皮肤有凹陷和皱褶，因此很少发生渗漏。患者出院回家后下床活动较多，通常采用立位和坐位，造口周围皮肤容易出现凹陷和皱褶而发生渗漏。建议患者定期随访，特别是手术后 1 个月内能回院复查 1 次，求助专业人员帮助选择适合自己的造口底盘。造口周围皮肤有褶皱，可用防漏膏填满凹陷处再贴造口袋，也可以用造口底盘裁剪下来的材料填平凹陷处。

（七）造口位置差

由于手术前没有进行造口位置的选择，造口开在患者看不见的位置或在髂嵴旁，粘贴造口底盘的难度大，影响了造口底盘的稳固性。根据造口情况选择柔软的一件式造口袋。

（八）造口或造口周围并发症

造口回缩、造口脱垂或造口旁疝、造口周围皮肤破损等并发症的存在，增加粘贴造口底盘或一件式造口袋的难度和影响造口底盘粘贴的稳固性。这时应向专业人士求助。

五、手术后造口周围皮肤不平整怎么粘造口袋？

不管什么原因造成造口周围皮肤出现凹陷、褶皱或瘢痕，黏胶与皮肤就可能粘贴不紧，造成粪液沿着此间隙渗到皮肤上，不但造成黏胶脱落，还会刺激皮肤，此时可用防漏膏、防漏条或防漏贴环，将凹陷处填平后，再贴造口袋。

第三节　肠造口术后心理护理

肠造口手术对于患者来说是一个巨大的损失，失去肛门或尿道口的过程就是患者经历巨大损失的过程。肠造口术后患者面临着躯体形象改变，从而产生各种负面心理。对于肠造口患者来说应对肠造口手术带来的各种问题是一项巨大的挑战。这需要一段时间来进行生理和心理上的康复。造口治疗师需要通过教育和心理支持，与各专科人员团队合作来帮助肠造口患者以及家属建立正确的应对模式，让他们既能认识到肠造口术后要面对各种困难，同时也要坚定信心，逐步回归正常的生活状态。

肠造口患者康复目标是最大限度地恢复到原来的生活方式，从情感上比较舒适的接受自我/身体形象。这个过程需要从手术前即开始准备，一直延续到术后阶段。造口治疗师可以从心理支持、知识教育、造口袋使用及肠造口并发症治疗方面给肠造口患者提供康复服务，使肠造口患者尽早回归社会生活。造口治疗师可以帮助患者完成这个转变。

一、肠造口患者术后心理会经历哪些阶段？

一个人在面临任何形式的缺失比如功能、躯体形象改变、失去亲人等，其心理恶化过程大致相同，也就是说人们会在不同的顺序和不同的水平上经历适应的不同阶段。

（一）第一阶段：休克/惊慌失措

休克/惊慌失措是对遭遇一些突然发生且影响到个体安全和完好性的无法抵御的"威胁"时的一个常见反应。常见行为：歇斯底里的表现以及麻木或机械性行为表现（情绪发泄，但不能真正地接收信息）。护理措施：看管，常规支持护理。

（二）第二阶段：保护性退却（否认）

通过否认其存在或最小化其重要性，来应对潜在的或者存在的威胁，常见表现：术前患者也许否认肠造口的必要性和可能性。术后患者忽略肠造口拒绝参与自我护理或者患者尽管承认有肠造口，但否认情绪影响，表现为不恰当地使用幽默语，过于理智或者在没有肠造口回纳计划的时候，患者经常关注于回纳计划而拒绝当前的处置。注意：患者在否认阶段会经常表现为"乐观"。护理措施：术后不要强迫患者面对事实。恰当的做法是用温和的提醒方式指出出院计划的必要性让患者明确他/她的关注点。

（三）第三阶段：认知

个体通过对他/她的情绪进行调整后能够自己开始面对迎头而来的威胁；患者开始认识肠道或泌尿道结构改变的真实性。常见表现：由于愤怒和悲伤，情绪上呈现出易怒、悲哀、退缩等表现；偶尔也表现为"表演"性行为（如将造口袋露出在衣服外面，强迫每一个人面对肠造口）。护理措施：倾听，肯定患者的感受。向患者保证这些负性的情绪会逐渐淡化，同时其自身对肠造口的感觉也会慢慢好转。

（四）第四阶段：适应阶段

当急性悲伤期过后，患者关注点将转向如何应对生活/学习自我护理方面。在此阶段，患者会不断摇摆于认知阶段与适应阶段之间，表现为悲伤情绪重复出现，同时会想知道如何进行自我护理。常见行为：提问题，参与到自我护理中，计划未来。护理措施：健康教育，设定目标，解决问题，必要时安排肠造口探访者来医院访谈。

二、肠造口对患者躯体形象、自我概念及自尊有哪些影响？如何应对？

（一）影响

肠造口对患者躯体形象、自我概念及自尊都会造成一定影响。躯体形象是自我概念的组成部分，是个体大脑中产生的对其外观上的一种印象。因其受情绪影响很大，故通常并不准确。肠造口手术可能会严重影响患者的自我印象，尤其是对个人形象比较重视的患者。很多患者为此不得不改变衣着款式、不穿泳衣，也不到公共更衣场所。有些人甚至因此感觉自己不再是"正常人"了。自我概念是一个人对自己总体的看法。要了解患者对自己的自我概念可以从他/她的谈话中得到线索，比如，"我为什么总是这么倒霉，坏事总是发生在我身上"。自尊是对自己的感觉。肠造口术后，患者会陈述自己对朋友和家人没有什么价值。对肠造口患者来说有正向感觉的人肠造口术后康复更佳。

当患者出现以下这样一些里程碑式的行为时，可以代表其心理上已经逐步适应和接受肠造口：开始察看肠造口，用手触碰；询问关于肠造口照护的一些问题和肠造口术后日常生活问题；愿意自我护理肠造口，愿意参与社交活动。这些过程的快慢因人而异，有人需数月，有人需要数年时间来完全接纳和适应肠造口术后的生活。

（二）应对措施

1. 评估患者自尊，自我概念和躯体形象。
2. 允许患者表达悲伤的情绪和感受，并与其讨论他们所关注的问题。
3. 针对患者的问题教会患者一些方法，比如如何隐藏造口袋以及肠造口。
4. 给予正向的反馈。
5. 请肠造口访回者提供支持或者介绍患者参加抗癌俱乐部。
6. 必要时可请精神科医生或者心理咨询师会诊。

三、肠造口患者常见的心理问题有哪些？

（一）抑郁和焦虑

肠造口患者虽然能认识到施行造口术的必然性，但对手术后的恢复缺乏信心，对将来的生活、造口照料没有把握，情绪低落，甚至悲观厌世，产生自杀念头。病症本身是一种应激源，可导致患者心理危机和情绪障碍，其中焦虑和抑郁性障碍比例高 70% 左右。调查显示，超过半数的患者有不同程度的心理压力：55% 感到紧张，70% 感到焦虑，5% 感到容易动怒，60% 感到情绪低落。

（二）恐惧、绝望心理

由于知识缺乏而致患者认为术后将会成为终身残疾人，充满极度的恐惧和绝望感。部分患者对造口后排便或排尿无法自控，心理上难以接受，特别是对未婚或已婚的中青年患者打击更大。

（三）自卑

"人工肛门"所致的外观改变、性功能改变、控制排便能力障碍、臭味的出现等给患者带来巨大的心理压力，患者不愿与他人交往，不敢到公共厕所、公共浴池，尤其是中青年患者，痛苦、焦虑、自卑心理更加明显。

四、如何改善肠造口患者的心理问题？

（一）心理干预法

通过与患者建立良好的护患关系，取得信任。耐心倾听患者及家属提出的问题，针对不同患者的个体差异如性格、文化程度、家庭情况等采取因人而异的指导方式。宣讲肠造口的相关知识，减少患者及家属的恐惧和无知感，使患者及其家属充分认识到肠造口只是改变了排便部位，由此引起的问题只要能够正确对待、科学认识，患者是能够重新投入工作和生活的。

根据患者不同时期的心理变化特点给予因时而异的心理干预。一般认为术后 1 年是造口适应的分界点，患者生理、心理处于重要的调整阶段，手术 1 年后的患者比 1 年内的患者调节适应更好。与患者讨论自身的价值所在，尤其是注意倾听患者对其自身的认知，用多种方法向患者表达对他们的正性评价以提高他们的自尊，鼓励其出院后参加社会活动、工作学习。

有研究显示，对造口患者进行有目的的心理干预，可以减轻患者焦虑抑郁心理从而增进食欲，改善睡眠，日常生活趋于正常。以心理干预为重点，通过各种方式帮助患者适应疾病本身和肠造口带来的变化，使患者面对现实达到最大限度自我照顾目的，从而促进肠造口患者心理康复增加他们回归社会信心，提高生活质量。

（二）社会支持干预法

良好的社会支持有利于健康，一方面它对应激状态下的个体提供保护，即对应激起缓冲作用；另一方面对维持一般的良好情绪体验具有重要意义。只有适应社会，患者的心理压力才会减轻或消除。高水平的社会支持对癌症患者的心理社会适应及遵医行为是有益的。社会支持系统包括家属、亲朋好友、医务人员、志愿者、社区服务机构等。医护人员应重视患者社会关系支持系统的作用，了解支持系统的成员，适时做知识宣教工作，使患者、家属共同参与术后康复。

1. 鼓励患者参加造口联谊会。造口联谊会是造口患者互助小组，即由护理人员、造口者共同参与，造口者在相关医护人员的组织下，定期组织活动，开展关于疾病的诊治、康复、自我护理的小组讨论和经验交流，使造口者可以相互支持，共同分担苦恼，减轻孤独感，还可以使造口者逐渐适应社会，融入社会，体会到社会的关心和支持。参加造口联谊会的患者在心理功能及管理负性情绪方面好于未参加者，因此，应不断完善和发展造口联谊会等健康组织并鼓励吸引患者参与。

2. 造口访问。造口访问即由已经接受了造口手术的患者去访问即将接受造口手术的患者，现身说法如何护理造口、如何生活、如何工作等，对于帮助患者术前做好心理准备有重要作用。有研究针对拒绝造口的患者开展访问工作，使拒绝手术的患者顺利接受了手术，起到了医护人员及家属所不能起到的作用。也有文献报道，在非职业性干预中康复病友提供的支持、指导最为有效。

3. 随访。美国癌症协会指出，定期随访是能和大肠肿瘤长期共处的"黄金法则"。研究发现，为患者提供长期的、专业性的随访、咨询，可帮助患者应对生理、心理、社会问题。有文献报道，随访不但是为了继续治疗，早期发现和治疗复发灶、转移灶及第二原发癌，早期的心理干预及康复指导在大肠癌患者的恢复过程中也至关重要。出院后随访应以患者为中心，医护合力，成为患者强有力的支持系统，让其从自我恐惧的心理中解脱出来，树立战胜疾病的信心。

4. 加强家庭与患者间的联系。社会支持尤其是家庭成员在提高肠造口患者生命质量中起重要作用，家庭成员是主要的支持来源。家庭成员要想帮助患者，需要理解其痛苦经历，了解疾病信息。

第十一章　肠造口及其周围并发症护理

第一节　肠造口并发症的预防及处理

肠造口术的目的是重建正常的排泄功能，或为治疗上必要施行外科手术的结果，以期延长患者生命。如果肠造口的位置设置不当、术后伤口感染、患者因病情变化、营养不良或选用肠造口用具不当时，往往会造成肠造口并发症的发生。常见的肠造口并发症有皮肤黏膜分离、造口缺血坏死、造口回缩、造口狭窄、造口脱垂、造口旁疝等。

一、什么是造口皮肤黏膜分离？发生原因是什么？如何处理与指导护理？

（一）定义

造口皮肤黏膜分离（Mucocutaneous Separation）（图11-1）是指肠造口处肠黏膜与腹壁皮肤的缝合处分离，属于肠造口手术后的早期并发症之一，多发生于术后1~3周。

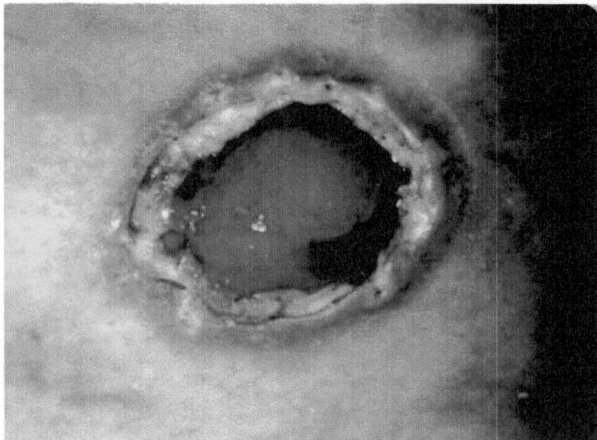

图11-1　造口皮肤黏膜分离

（二）原因

引起造口皮肤黏膜分离的原因有：造口局部缺血坏死；造口形成时皮肤开口过大导致张力过大；手术缝合太少；患者对缝线敏感或吸收不好，继发感染；营养不良、糖尿病、长期使用类固醇药物致组织愈合不良；术前放疗等。

（三）处理方法

首先，评估肠造口黏膜缝合处与皮肤分离的深度和程度状况。分离较浅者在将肠黏膜与皮肤分离处清理干净后，用海藻类敷料填塞；分离已至腹腔内的患者分离处清理后，如果担心存在感染风险，考虑使用抗菌敷料，如果出现感染，可在医师指导下合理使用全身抗生素治疗。

（四）护理指导

1. 术后需重点观察造口黏膜颜色、与造口周围皮肤缝合处是否有分离，发现异常及时和手术医生沟通，寻找原因。

2. 选择适宜的造口换袋时间，清洗造口旁伤口时，尽量避开排便时间，减少排泄物污染伤口。

3. 不用刺激药水清洁造口及周围皮肤，避免不良刺激。

4. 加强营养，注意饮食卫生，避免腹泻。术后早期进食期间，少量多餐；避免进食难消化的食物，以免堵塞造口；有饮食限制的患者要坚持特殊指导，如糖尿病患者，选择糖尿病饮食，并注意监测血糖变化。

5. 出院后正确进行人工扩肛，注意观察有无大便变细及排便困难的症状，如有异常，及时复诊。

二、什么是肠造口缺血坏死？发生原因是什么？如何进行护理？

（一）定义

肠造口缺血坏死（Stomal Necrosis）是造口术后最为严重的早期并发症，常发生于术后1~2d，据统计肠造口坏死发生率为2.3%~17%。急性（早期）肠造口黏膜坏死表现（图11-2）为肠造口外观局部或完全变紫，若及时给予适当处理，绝大多数变紫的肠造口组织可能会恢复正常；但如无改善则会变黑，最后导致黏膜坏死；肠造口坏死如未得到正确及时的处理，排泄物可引起腹膜炎和腹腔感染；严重的造口坏死，造口黏膜全部呈黑色需立即行造口重建手术。慢性（晚期）肠造口黏膜坏死（图11-3）表现为肠造口黏膜苍白、干涸，继而黏膜变成灰褐色，最后黏膜坏死。但长期服用泻剂的患者常见结肠黏膜色素沉着症，肠黏膜呈暗黑色，需鉴别。

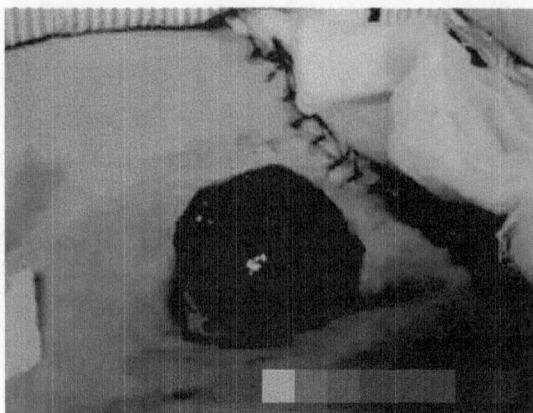

图 11-2　急性（早期）肠造口黏膜坏死

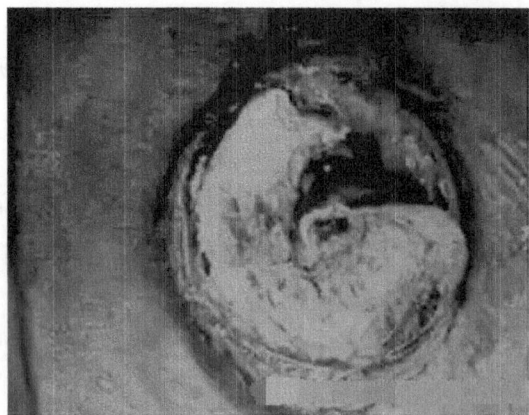

图 11-3　慢性（晚期）肠造口黏膜坏死

（二）肠造口缺血原因

肠造口缺血通常是由于手术技巧不正确所致造口血供不好、损伤肠边缘动脉、肠造口腹壁开口太小或缝合过紧、严重的动脉硬化、因肠阻塞过久引起肠壁长期缺氧、肠造口肠系膜过紧等。

（三）护理方法

1. 缺血评估。正常肠造口黏膜外观为牛肉红色或粉红色，表面平滑且潮湿，用手电筒侧照呈透光状（图 11-4）。此外，可用手指按压肠造口黏膜，放开时观察有无恢复红色现象；用液状石蜡润滑的玻璃试管插入肠管，再用手电筒照射，观察肠腔血运；软式直肠镜观察肠造口内黏膜的颜色，此种方法多用于肠造口外口完全坏死，需观察腹壁内的肠黏膜情况。

2. 当肠造口外观变紫时，应立即报告医生，并每小时 1 次密切观察肠造口黏膜变化，如在短时间内变为黑色时，则需及时施行肠造口重建术。

3. 避免使用两件式造口袋或底盘柔软的两件式，以免影响局部血液循环，可使

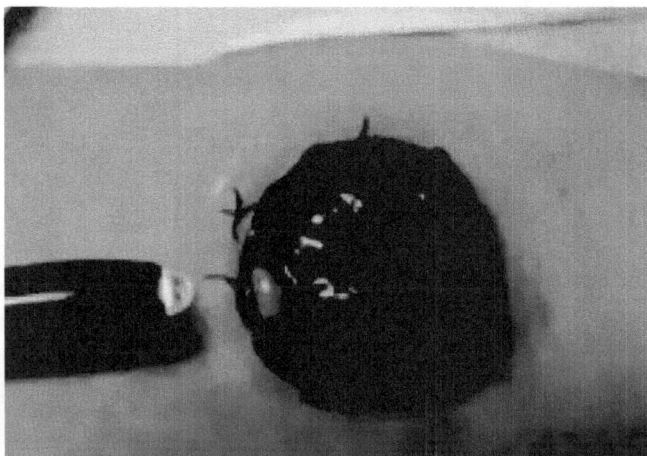

图 11-4　手电筒侧照肠造口黏膜，观察颜色与透光性

用一件式造口袋。底盘应裁剪较大，防止压迫造口。

4. 肠造口部分缺血坏死。若只是部分肠黏膜变紫色时，有可能是肠造口边缘缝线太紧，此时将变紫区域缝线拆除 1~2 针后，继续密切观察血运情况。对于拆线裂缝处撒少许护肤粉，再用皮肤防漏膏均匀涂抹，再贴一件式造口袋。部分坏死肠管，一旦坏死组织与正常组织界线清楚立即将坏死部分清除。

5. 肠造口完全缺血坏死。腹壁外的肠造口黏膜缺血坏死，可修剪坏死的肠造口。等患者病情稳定后行造口重建术；对于腹壁内肠管坏死应及时手术，以防腹膜炎的发生。如出现皮肤黏膜分离，按造口皮肤黏膜分离创面处理，创面愈合后指导患者扩肛，预防造口狭窄，并指导患者定期门诊复查。

6. 心理支持。与患者建立良好的关系，关心体贴患者，耐心聆听患者的需求，鼓励患者，消除患者恐惧心理。

7. 营养支持。告知患者营养对术后康复的重要性，指导家属准备多种多样的均衡饮食，鼓励患者定时进餐。

三、什么是肠造口回缩？发生原因是什么？发生造口回缩怎么办？

（一）定义

肠造口回缩（Stomal Retraction）（图 11-5）是造口术后的主要并发症，好发于回肠造口，发生率在肠造口并发症中占 1.5% ~ 10%。肠造口回缩可分为早期（急性）及晚期（慢性）回缩。急性肠造口回缩通常发生在术后 1 周左右，常引起造口周围皮肤凹陷，回缩发展至皮肤表层下面时，可能会继发造口皮肤黏膜分离的并发症，严重时排泄物渗漏将导致肠造口周围感染，甚至引起腹腔内感染。晚期造口回缩多发生于造口形成后的数月或数年，常引起排泄物积滞于造口的凹陷处，导致造口周围皮肤受排泄物浸渍。

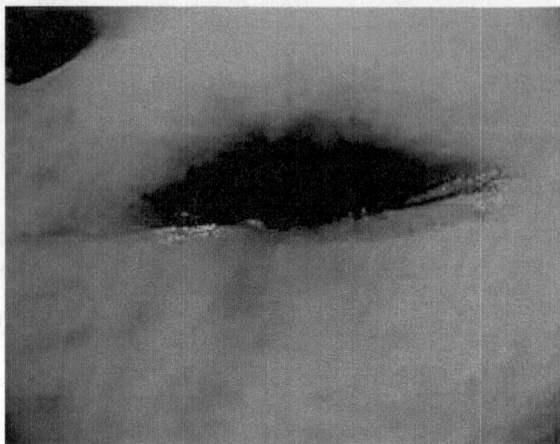

图 11-5   肠造口回缩

（二）肠造口回缩原因

早期多因肠造口黏膜缝线过早脱落、肠造口肠管过短、肠管游离不充分、横结肠造口支架过早拔除、肠造口周围脓疡、腹腔内炎症、肥胖等导致；晚期多因手术时肠造口周围脂肪过多、肠造口位置设定不当、体重急剧增加、老年妇女多胎生育、体内继发的恶性肿瘤快速生长、术后伤口瘢痕化导致。

（三）处理措施

造口回缩的处理措施取决于造口的回缩程度。轻度者，注意密切观察造口回缩的进展情况，配合使用凸面底盘及腰带。回缩至腹腔内的严重者应立即手术，处理腹膜炎症，重建造口。

四、什么是肠造口狭窄？发生原因是什么？如何进行护理？

（一）定义

肠造口狭窄（Stomal Stenosis）（图 11-6）是缩窄或紧缩，表现为造口皮肤开口细小，难以看见黏膜，或造口皮肤开口正常，但指诊时肠管周围组织紧缩，手指难以进入，是术后常见并发症之一，多发生于术后 8d 到数年不等。

（二）肠造口狭窄原因

造成造口狭窄的主要原因为手术不当，如手术时皮肤层开口太小、手术时腹壁内肌肉层开口太小、肠造口血液循环不佳、肠造口黏膜皮肤分离愈合后形成瘢痕、肠造口位置设定不当、肠造口腹壁紧缩引起术后感染。其他致病因素包括肠造口下段的结肠扭结、组织坏死引起的纤维化、肿瘤细胞增生压迫肠管、皮肤或肌膜瘢痕化。

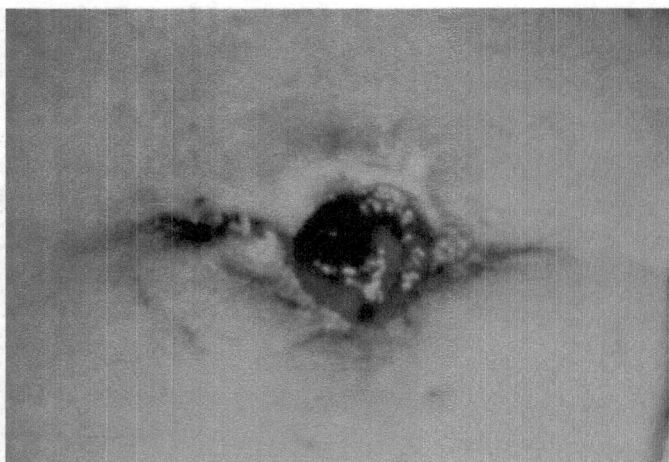

图 11-6 肠造口狭窄

（三）护理指导

1. 程度较轻者可容小指或食指尖通过时，可用手指或扩张器扩宽造口，但要小心不可再损伤造口。扩宽造口的方法：戴手套用小拇指（开始时先用小拇指，慢慢好转后改用食指）涂润滑剂轻轻进入造口，停留 3~5min。每天 1 次，需要长期进行。此法只是姑息疗法，最好还是要手术治疗。

2. 降结肠或乙状结肠造口者要观察是否便秘，因便秘时粪便容易阻塞造口，可遵医嘱服用泻药。

3. 保持大便通畅，避免进食难消化的食物，如坚果、种子类食物等，以免堵塞造口。

4. 对因造口狭窄引起肠梗阻者，应及时入院进行治疗。

5. 若情况严重，需要外科手术治疗。

五、什么是肠造口脱垂？发生原因是什么？发生造口脱垂怎么办？

（一）定义

肠造口脱垂（Stomal Prolapse）（图 11-7）是指肠袢自腹部皮肤的过度凸出。既可发生于单腔造口，也可发生于袢式造口；既可发生于结肠造口，也可发生于回肠和泌尿造口。临床上横结肠袢式造口者发生造口脱垂为多见。外观上可见腹腔内肠管由造口内向外翻出，长度可由数厘米至 20cm 不等。造口脱垂常伴有造口水肿、出血、溃疡、肠扭转、阻塞，甚至缺血坏死。

（二）肠造口脱垂的原因

除手术原因外，还包括患者因年老、肥胖、多次手术等因素造成腹壁薄弱或存

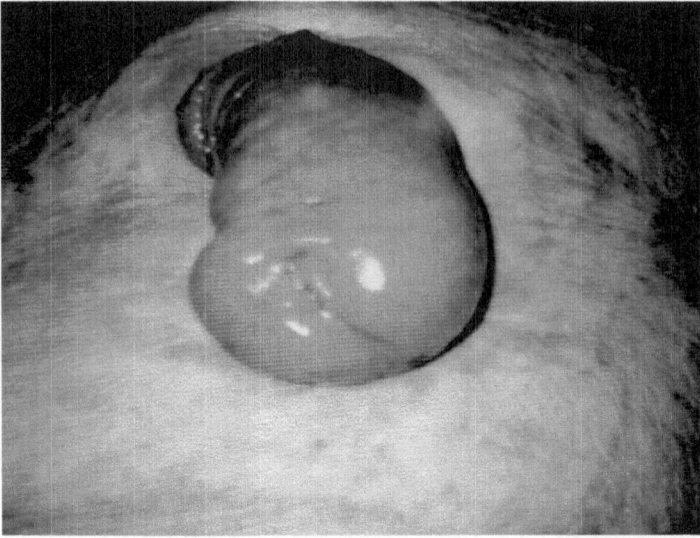

图 11-7　肠造口脱垂

在如慢性咳嗽、提举重物等导致腹压升高的情况，脱出肠袢的长度随着腹内压力的增加而长度增加，同时慢性长期的负压增高也会使造口脱垂加重。

（三）处理方法

1. 轻度。不需做特殊处理，使用一件式柔软底盘的造口袋，同时使用带有脱垂附件的疝气支撑腹带。

2. 重度。教导患者平躺放松，医护人员戴上手套，用生理盐水纱布盖在肠造口黏膜部位，顺势缓慢将肠造口推回腹腔内，教育患者或照顾者掌握造口脱垂手法回纳技术，评估脱垂造口的颜色变化，一旦造口出现发灰或者缺血样表现应就医。

3. 造口脱垂无法复位者，建议重新手术。造口脱垂者如出现肠扭转、阻塞甚至缺血坏死者应急诊手术治疗。

六、什么是肠造口旁疝？有哪些临床表现？如何进行护理指导？

（一）定义

肠造口旁疝（Parastomal Hernia）（图 11-8）是肠造口术后常见的一种并发症，仅次于造口脱垂，国内报道发生率为 3.0% ~ 10.0%，在一定程度上影响着患者的生活质量，并可导致内容物嵌顿、肠梗阻等急性并发症。随着时间的延长，其造口旁疝发生率会逐渐增高。

（二）临床表现

造口旁疝早期无明显临床体征，仅在造口旁有轻微的膨胀，随着疝逐渐增大，

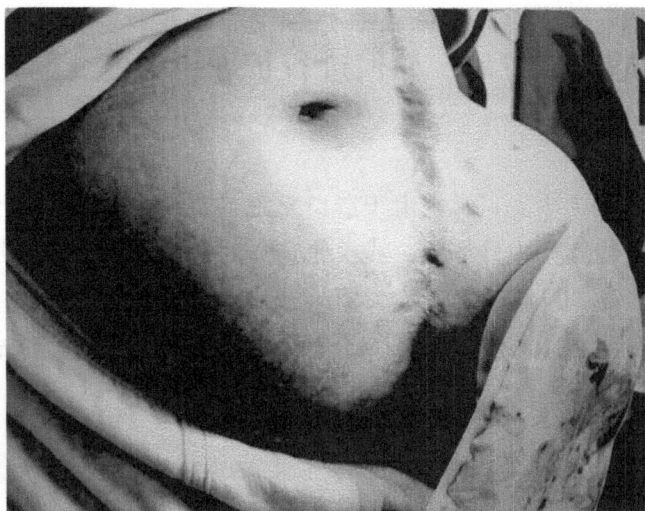

图 11-8　肠造口旁疝

立位时明显，常伴有腹痛、腹胀等症状。部分患者平卧位腹肌松弛时肿物按压可回纳。造口旁疝多伴有局部坠胀不适感，凸出的肿物影响造口袋的粘贴，也给穿衣和美观带来诸多不便。巨大的造口旁疝长期压迫导致血供不良，回流障碍，皮肤营养障碍，可出现疝表面皮肤溃烂和肠管的嵌顿、梗阻和坏死。造口旁疝不会自愈，手术是唯一的治愈方法。

（三）护理指导

1. 有造口疝时及时咨询外科手术建议，尽可能早期阶段修复。

2. 考虑以下干预措施：

（1）使用疝气支撑带。

（2）使用柔软灵便的造口袋。

（3）指导患者出现以下情况要立即与医务人员联系：①造口颜色变暗或疼痛持续。②造口没有排便排气和排尿。③腹胀、恶心、呕吐和食欲不振。

3. 疝气嵌顿和/或造口的颜色变化的患者需转诊行急诊手术。

七、如何进行肠造口创伤护理指导？

针对肠造口创伤患者要做好如下的护理指导：①适合的造口袋尺寸可预防肠造口创伤，在常规换袋时应评估造口是否受伤。②建议患者参加体育活动时要小心，并考虑使用造口保护装置。③指导患者及时报告造口或者造口内持续性出血情况以排除其他疾病相关并发症。

八、什么是造口旁瘘？如何进行护理指导？

（一）定义

造口旁瘘临床较为少见，常常由于造口手术外翻缝合时全层缝合肠壁，造口用具压迫外翻膨出边缘致压力性坏死，或扩张造口时用力不当，或使用的扩肛器太粗导致肠壁肌撕裂产生的，临床表现为粪便从造口肠管的侧壁流出，引起造口旁局部感染，皮肤黏膜分离和脓肿形成，且粪水污染周围皮肤，引起皮肤感染糜烂，增加患者痛苦。

（二）护理指导

1. 确保造口用品有效粘贴。

2. 找出潜在问题。

3. 当常规处置不能有效管理时，考虑手术干预来治疗或重新安置造口。

第二节　肠造口周围并发症的预防及处理

肠造口并发症中以肠造口周围皮肤疾患问题的发生率最高。患者有时来医院求治，抱怨有皮肤破损、疼痛、发痒及起红疹等诸多问题，这使肠造口用具无法有效地、稳固地密合粘贴于腹部皮肤上，导致肠造口处排泄物泄漏，使患者感到羞耻、肮脏，缺乏自信心。因此，造口治疗师常需要——协助患者及家属解决其造口袋渗漏因素，适时提供患者肠造口评估及处理造口周围皮肤并发症的技巧，减缓皮肤破损的发生。

一、肠造口周围皮肤受损的因素有哪些？

人体健康的皮肤由表皮层及真皮层组成，皮肤表层酸碱值（pH）在 4.5~6.8 时可避免细菌、病毒感染；皮脂能保持皮肤湿润，防止体内水分及电解质的损失，预防化学、物理性及辐射线的刺激。但当皮肤暴露在潮湿物质中，如尿液、粪便、汗液或伤口分泌物时，在进行肠造口周围皮肤的护理时需特别当心，因长时间粘贴造口底盘及暴露在潜在尿液、粪便、汗液浸润的环境中，皮肤的弹性与质地会下降。因此，了解肠造口周围皮肤受损的相关因素是十分重要的。

（一）皮肤湿度

汗液、尿液及液态粪便（化学性刺激）、皮肤通透性差、清洗皮肤后未待皮肤干爽即粘贴造口底盘或使用不透气材质的胶布等皆造成皮肤潮湿，而造口底盘渗漏浸润将会使皮肤变得薄、脆，皮肤因组织耐受力变差容易受损。

（二）皮肤酸碱度（pH）

尿液或粪便会改变皮肤酸碱度，当 pH 接近 7.1 时会对局部皮肤造成伤害。大量尿素和氨作用于皮肤会促使皮肤 pH>8。随着时间增长，皮肤酸碱值越偏碱性，造成皮肤受损问题也会增加。

（三）清洁

清洁皮肤时若选用药液性清洁液或碱性肥皂，易刺激皮肤。擦拭肠造口周围皮肤时，若选用粗糙质料的纱布或用力擦洗，会增加表皮摩擦力，使皮肤受损。此外清洁皮肤的水温过高还会造成皮肤过度干燥。

（四）排泄物刺激

患者肠造口周围的皮肤若长时间处于潮湿环境中，易使皮肤酸碱值上升，造成皮肤炎症。临床上发现造口袋的渗漏常和肠造口位置不佳有关，排泄物的持续渗漏造成皮肤破损，患者疼痛不堪，其中排泄物刺激性以回肠造口的水样便最多，其次为泌尿造口排出的尿液或糊状粪便，而成形粪便对皮肤的伤害性较小。

（五）个人皮肤状况

随着年龄增长，人体皮下脂肪减少、真皮层变薄、弹性纤维减少，这都会造成皮肤的弹性与饱满度下降，皮肤免疫力降低。当肠造口周围的皮肤损伤时，细菌易于皮肤损伤处生长繁殖，更加深感染的危险性。患者本身的疾病，如红斑狼疮等免疫力缺损、糖尿病患者也易增加感染率，影响整体的皮肤状况，不可轻视。

（六）微生物生长

皮肤长时间接触尿液、粪便及汗水，使用不当的隔离产品，选用不当的造口底盘，不透气胶布等，皆容易增加菌落生长和感染的机会。肥胖者于皮肤皱褶处积存污垢。

（七）选用不适当的肠造口护理产品

目前造口厂商所制作的造口用具种类繁多，包括一件式造口袋、两件式造口袋、垫高环、防漏膏（Paste）、皮肤保护粉（Powder）、腰带、防漏条（Strip Paste）、不含酒精的皮肤填补胶（Procare MF Pate）、皮肤保护霜（Barrier Cream）等。若选用不适当的肠造口产品常会使造口底盘的保护皮（Skin Barrier）与皮肤粘贴度差，造成排泄物渗漏刺激皮肤。因此临床上建议肠造口底盘更换时机为回肠造口 3~5d，结肠造口 5~7d，实际仍要视患者排泄情况调整。常见有以下因素会影响造口袋粘贴的时间，如底盘密合度、天气湿度、皮肤出汗状况、肠造口周围皮肤是否有瘢痕、腹部脂肪褶皱、饮食不当导致腹泻、身体活动姿势过度（如弯腰）等。

二、什么是造口周围潮湿相关性皮肤损伤？应该如何进行护理与预防？

（一）定义

造口周围潮湿相关性皮肤损伤（Moisture-Associated Skin Damage，MASD）（图11-9）是最常见的皮肤问题，由于尿液或粪便刺激导致造口周围皮肤炎症和侵蚀，从而引起造口周围皮肤的糜烂。包含了以下几种情况：接触性刺激性皮炎、浸渍、假瘤样改变，其中接触性刺激性皮炎最为常见，又称粪水性皮炎，回肠造口排泄物刺激性很大，一旦与皮肤接触，1h内即可引起红斑，数小时即可引发皮肤表面溃疡。

（二）护理指导

1. 打开底盘后检查接触源并去除病因。

2. 用温开水或生理盐水清洗造口及周围皮肤，注意动作轻柔，清洗后用干纸巾轻轻拭干皮肤，最大限度地减轻对皮肤的刺激，避免皮肤损伤。

3. Ⅰ度、Ⅱ度粪水性皮炎，局部涂少量的造口护肤粉后粘贴造口袋。Ⅲ度、Ⅳ度刺激性皮炎，局部涂少量的造口护肤粉后，再喷洒无痛保护膜，等保护膜形成、干燥后，再重复涂粉及喷膜步骤2~3次，以达到严密保护的效果。

4. 造口周围皮肤凹凸不平及造口回缩、低平者，应用防漏膏填补凹凸不平的皮肤皱褶处或粘贴部位的缝隙。

5. 饮食上建议进食易消化的食物，避免辛辣刺激性食物，少量多餐，适当补充粗纤维食物。

（三）预防方法

1. 造口治疗师于术前提供正确的肠造口定位，以减少肠造口位置选择不佳而发生术后自我护理的困扰。

2. 急诊手术无法做到定位的情况下，在术后教导患者或家属的造口袋粘贴技巧时，需特别注意患者的坐、平躺、侧卧、弯腰等姿势时腹部的皮肤情况，教导患者或家属如何评估腹部不平整的地方，针对腹部凹陷不平之处，利用可裁剪的皮肤保护膜、防漏条或者防漏膏来填补，防止患者于姿势改变时因皮肤受拉扯而发生造口袋渗漏的情形。

3. 要依照造口类型选用适合的造口用具，是有效预防其皮肤问题产生的第一防线；此外，造口底盘要裁剪口径大小合适。

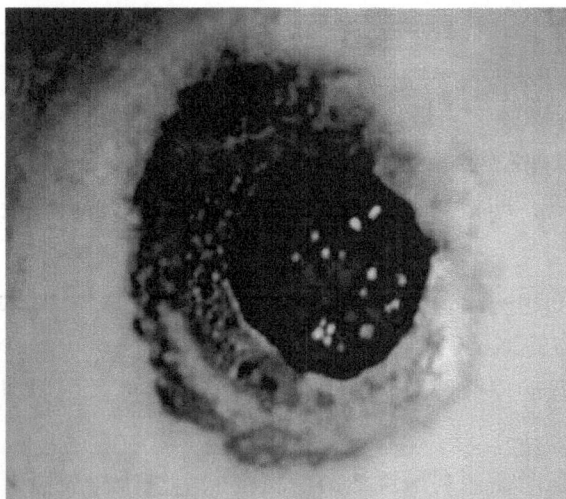

图 11-9　造口周围潮湿相关性皮肤损伤

三、什么是造口周围念珠菌感染？应如何进行护理与预防？

（一）定义

造口周围念珠菌感染（图 11-10）（Peristomal Candidiasis Infection），与肠造口种类并没有直接相关，通常发生在患者本身免疫力较差、口服抗生素或造口底盘容易渗漏时。当造口底盘与皮肤的密合粘贴性差时，排泄物便会渗入底盘的缝隙中，利用温暖、湿润的环境繁殖导致皮肤伤害。念珠菌感染早期患者常陈述会有皮肤痒的情形，若未及时清洁皮肤及用药膏治疗，会出现白色疹子的脓疱及界线清楚的皮肤红斑，皮肤会奇痒无比。

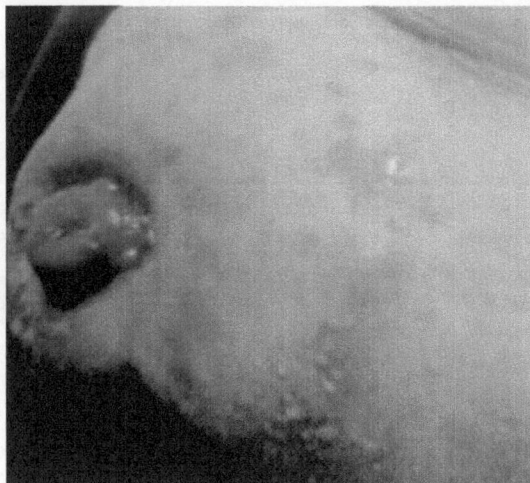

图 11-10　造口周围念珠菌感染

（二）护理指导

1. 使用造口用品前在受染区域使用局部抗真菌粉（非霜剂），对于持久或严重的感染必要时口服或静脉使用抗真菌药，并且遵医嘱持续使用2~3周才可结束，千万勿因症状改善而立即停药，这会影响治疗效果。

2. 消除潮湿影响，即指导患者一旦底盘下潮湿，即予更换造口用品。

（三）预防方法

1. 念珠菌感染的预防方法是需要重新评估患者的造口底盘选择是否适当，以免周围皮肤受到排泄物的感染。

2. 粘贴造口底盘的皮肤区域若有毛发时，需宣教患者用剪刀将粘贴造口底盘部位的毛发剪除，不宜用剃刀剃毛发。

3. 更换造口底盘时需用弱酸性沐浴液将皮肤清洗干净后擦干。

4. 平时出现造口底盘渗漏应马上更换。

四、造口周围过敏性接触性皮炎有哪些临床表现？过敏原因有哪些？应如何进行护理与预防？

（一）定义

造口周围过敏性接触性皮炎（图11-11）（Peristomal Allergic Contact Dermatitis）是由于接触某些物质后在皮肤、黏膜接触部位发生的急性或者慢性的炎症反应。急性期主要表现为皮肤红斑、水肿、脱屑和角质形成细胞囊泡化样变，在慢性期主要表现为皮肤裂隙、苔藓化和角化过度。由于造口用品的选择不适当；清洗皮肤过程中未将清洗剂擦拭干净；造口底盘粘贴时间过久，以至于引起皮肤的问题。与造口产品接触的皮肤出现红斑、水疱；皮损的范围和形状与过敏源一致；自觉皮肤瘙痒、烧灼感；也有患者表现为造口袋粘贴困难。

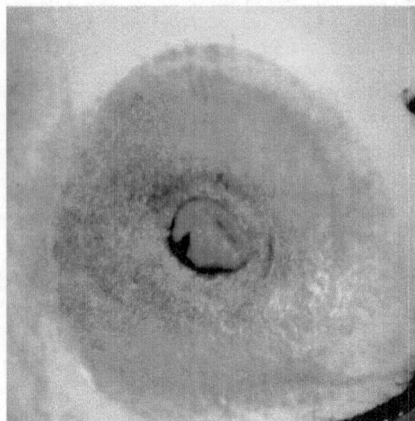

图11-11　过敏性皮炎

（二）过敏原因

可以对造口用品内各类成分过敏，包括底盘、造口袋、防漏膏、护肤粉、夹子、腰带、皮肤清洗剂等，以造口底盘黏附剂过敏者最多见。临床上也有患者是因造口底盘粘贴过久，未按照时间更换，粘贴天数超过 7d 以上，加上天气闷热，皮肤流汗，患者对胶布出现变态反应，无法有效透气。

（三）护理指导

1. 寻找病因，用斑贴试验（也称底盘试验，即将底盘剪一小块贴于患者腹部皮肤上，观察时间一般为 24h，评估皮肤是否有红、肿、痒、烧灼或其他变态反应）确定变应原，脱离接触物，及时到造口门诊就诊处理。

2. 用生理盐水清洗造口周围皮肤，纱布吸干渗液。

3. 贴袋前可外涂类固醇药物，推荐使用喷雾，避免使用膏霜和药膏，以免影响造口用品粘贴；每次清洗和抹干造口周围皮肤后，涂药 20min，再用清水洗干净周围皮肤，抹干后贴袋。

4. 常规使用防漏膏和护肤粉。

5. 过敏严重、伴有身体其他部位瘙痒时，建议口服抗组胺药。

6. 若患者对酒精过敏，则不可再继续使用防漏膏，可改用防漏条或皮肤保护粉喷撒于肠造口周围 0.2cm 缝隙处即可。

7. 少部分人对造口腰带、束腹带过敏，出现皮肤发痒的症状，此时建议可在腰带、束腹带内垫上柔软的棉质毛巾或手帕，隔绝与皮肤的接触或减少摩擦。

（四）预防方法

1. 指导患者定期更换底盘。

2. 对胶布易过敏的患者，建议使用全造口皮材质的底盘，周围皮肤尽量选择透气、胶质温和的胶布粘贴。

3. 若遇到天气闷热时，勿出门太久，可选择待在有空调的室内。

五、造口周围机械性皮肤损伤有哪些类型？如何进行护理？

（一）类型

造口周围机械性皮肤损伤的类型主要包括医用黏胶剂相关性皮肤损伤（Medical Adhesive-related Skin Injury，MARSI）和医疗器械相关压力损伤（Medical Device-Related Pressure Injury，MDRPI）两类。

（二）医用黏胶剂相关性皮肤损伤护理方法

1. 确定伤害的原因，并调整造口用品或者正确使用造口用品来防止进一步损伤。

2. 使用底盘前，先在破损的皮肤上喷撒造口粉或吸收性敷料。

3. 如果胶带对皮肤有损伤，考虑选择无胶带边框的底盘，并在更换时使用黏胶去除剂。

4. 考虑使用皮肤保护膜来帮助保护完整、脆弱的皮肤。

（三）医疗器械相关压力损伤护理方法

1. 识别并消除压力源，治疗伤口，并更换造口用品。

2. 使用吸收性产品，如造口粉，藻酸盐敷料和聚氨酯泡沫吸收伤口渗出，以促进愈合。

3. 指导患者更频繁地更换造口用品直到伤口愈合，以确保底盘下方无液体积聚。

六、什么是肠造口周围静脉曲张？护理原则是什么？

（一）定义

肠造口周围静脉曲张（图 11-12）（Peristomal Varices）是由于门静脉压力过高，造成腹部微血管静脉曲张。临床上肠造口周围皮肤呈现薄、透，清晰可见辐射状的"蜘蛛丝"，因患者并不会有任何疼痛感，所以当发现时，常是因小血管爆裂造成出血的并发症而紧急就医。此时首先要确诊出血的位置，少量出血，可运用冰敷，按压止血点；大量流血，需用医用止血棉；进一步分析其出血量、时间、近期出现出血的频率。

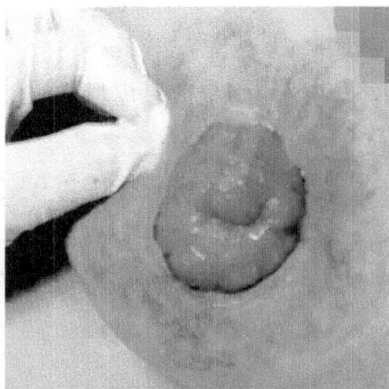

图 11-12　肠造口周围静脉曲张

（二）护理原则

肠造口患者若合并肝硬化或腹水，不可使用垫高式造口用具，因为此时腹部微血管及皮肤非常脆弱，而垫高环对肠造口周围皮肤所造成的压力过大，易造成皮肤损伤，有造成出血的可能。需选用较柔软的卡拉亚材质造口袋或一件式造口袋使用，造口袋内层擦凡士林软膏，勿让肠造口黏膜直接接触造口袋，以减少肠造口黏膜与塑料材质接触产生摩擦。

七、当发生造口周围毛囊炎时如何进行护理？

（一）定义

造口周围毛囊炎（图 11-13）（Peristomal Folliculitis）顾名思义是毛囊发炎的情形，患者会发生此情况与患者本身有体毛有关，体毛未剪除时患者常会抱怨撕除造口袋时，会有毛发拉扯的疼痛感。故他们常用剃刀刮除体毛。长期过于频繁地刮毛。会伤害毛囊。临床症状为肠造口周围皮肤毛囊处出现红疹，则可判断为初期刺激造成。

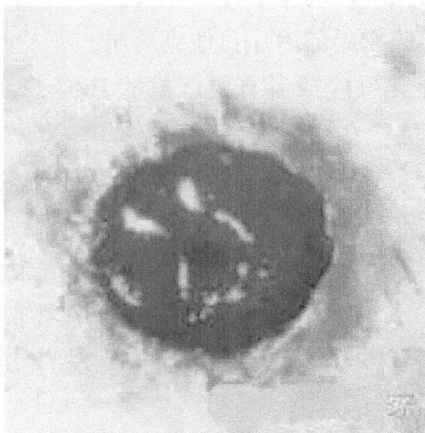

图 11-13 肠造口周围毛囊炎

（二）护理措施

1. 教导患者当肠造口周围皮肤有毛发时，须用剪刀将毛发剪平，不宜用剃刀，以免伤及皮肤的毛囊。

2. 教导患者撕除造口袋时，一手按压皮肤，一手缓慢撕除造口底盘；若底盘粘贴过紧，不易撕除时，则用湿纱布先湿敷几分钟后再移除。

3. 避免使用过多及黏性过强的防漏膏，以免造成更多伤害。

4. 如果毛囊出现脓疱情形时，此时该怀疑是否有真菌或金黄色葡萄球菌属的感染，针对菌种，遵医嘱使用抗菌的粉剂药物。

八、什么是造口周围性坏疽性脓皮病？如何进行护理？

（一）定义

造口周围性坏疽性脓皮病（Peristomal Pyoderma Gangrenosum，PPG）是造口周

围顽固性溃疡的一种少见的病因，皮损位于造口周围，常被误诊为缝线脓肿、接触性皮炎、切口漏出物刺激，造口形成后 PPG 发生的时间具有很大的不确定性。PPG的治疗方法广泛，包括局部和系统药物治疗及手术干预，但是任何单一干预都不是始终有效的。

（二）护理措施

1. 管理溃疡疼痛。

2. 评估患者的继发感染，并且通过治疗潜在的疾病来控制炎症。

3. 提供适当的局部护理。

（1）吸收多余的水分，促进造口用品粘着。

（2）用吸收性产品填充伤口：藻酸盐或凝胶纤维，以促进黏合。

（3）调整袋子更换的频率以确保水分不积聚。

（4）考虑使用温和的药物局部治疗：他克莫司。

4. 对局部或局部治疗无反应或者有更严重的 PPG 患者，确定系统管理的必要性，考虑以下药物治疗方法：

（1）口服泼尼松治疗、氨苯砜和米诺环素、环孢菌素、6-巯基嘌呤、环磷酰胺、秋水仙碱、氯法齐明和苯丁酸氮芥。

（2）考虑使用其他抗肿瘤坏死因子（抗 TNF）剂，如英夫利昔单抗。

九、什么是造口周围缝合处肉芽肿？发生原因有哪些？应如何进行护理与预防？

（一）定义

造口周围缝合处肉芽肿（图 11-14）（Peristomal Suture Granulomas）为良性组织，通常发生在黏膜与皮肤接触处，也可发生在造口黏膜上，一粒或多粒围绕着造口的边缘生长。造口黏膜肉芽肿不仅使患者产生疼痛、瘙痒，易伴随出血，而且影响造口袋的粘贴，容易引起渗漏导致造口周围皮炎的发生。因异物与外界的机械性刺激导致黏膜损伤，并发生炎性改变，组织细胞增生，产生肉芽肿。

（二）发生原因

1. 缝线未脱落。造口周围缝线未完全脱落，缝线刺激引起的造口黏膜炎性改变，组织细胞增生，产生造口周围黏膜肉芽肿。

2. 底盘裁剪不合适。造口底盘裁剪不合适，过小或不整齐的毛边刺激纤维组织增生，产生造口周围黏膜肉芽肿。

（三）护理方法

1. 评估患者的造口护理方法，造口底盘内圈大小与造口直径是否合适；衣裤是否过紧；清洁造口黏膜是否过于频繁；清洁造口黏膜物品是否粗糙，不够柔软。以上因素是造成造口黏膜经常受到造口底盘、袋体摩擦刺激诱发肉芽肿的原因。

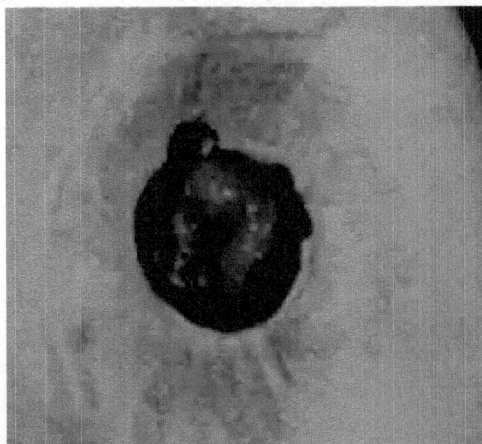

图 11-14　造口周围缝合处肉芽肿

2. 疼痛时分散患者注意力，比如听音乐或者讲患者感兴趣的事情，进行心理疏导，缓解紧张情绪，减轻疼痛。

3. 肉芽如发生在黏膜与皮肤接触处应检查造口周围是否有缝线仍未脱落，如观察到有线结，应予以拆除线结，再使用造口护肤粉，涂抹造口防漏膏，粘贴造口袋，每 2d 更换造口袋 1 次，保护创面不受污染。

4. 正确测量造口尺寸，避免底盘经常摩擦造口边缘，引致肉芽增生。

5. 发生在造口黏膜的肉芽肿：

（1）可分次使用硝酸银棒点灼。点灼前先用生理盐水清洁造口黏膜。以左手绷紧造口周围皮肤使造口固定；右手持硝酸银棒，腕部放于造口周围皮肤上，保持右手稳定；逐步使用硝酸银棒点灼造口黏膜肉芽肿，不宜一次点灼过深，点灼至肉芽肿根部即可，点灼后形成的白色创面应与肠黏膜水平。

（2）给予结扎，可使用缝线以圈套方法套住肠黏膜上的肉芽肿，然后打 3 个外科手术结后剪除，最后使用造口护肤粉保护肠黏膜创面。

（四）预防方法

1. 按时拆除造口周围缝线。

2. 选择合适的造口用品，避免因坚硬造口物品（如底盘）刺激造口边缘而产生肉芽增生。

3. 减少对造口黏膜的摩擦，缩短造口袋更换时间为每 3d1 次，底盘裁剪孔径比造口直径大 2mm，避免造口底盘摩擦刺激黏膜；封闭造口袋开口时，袋体里保留少量气体，减少造口袋体对造口黏膜的摩擦刺激。

4. 更换造口袋时，使用温水棉球轻拭造口黏膜即可，并在造口黏膜上涂撒造口粉，保护造口黏膜；每日温水清洗造口后，可借助棉签将造口粉涂抹在造口黏膜上，保护造口黏膜。

　　5. 尽量不束皮带，可穿背带裤，保持衣物宽松，减少对造口黏膜的压迫，以利于及时观察造口黏膜情况。

第十二章　肠造口患者康复护理

第一节　饮食指导

一、肠造口患者应该遵循的进食原则是什么？

术后刚开始进食要流食—半流食—软食—普食这样过渡。①主要遵循少食多餐的原则，每天进食除三餐外，每餐间还需要各加餐 1 次，每次食量感到六至七分饱就可以。②尽量选择软、烂、容易消化的食物，禁忌生冷、过热、辛辣、油腻、粗糙的食物，少吃煎、炒、烹、炸的食品。③做到不偏食，营养均衡。④逐渐根据自己的进食感受循序渐进地增加食量，以进食后不出现呕吐、腹胀和排便畅通为准。⑤慢慢过渡到一日三餐、规律的普通饮食。⑥回肠造口的患者由于排泄物较稀，要注意每日补充 2000mL 水分，以免身体水分流失过多。还要注意不吃大量粗纤维食物，如扁豆、芹菜、白菜帮等，避免粗纤维堵塞肠造口造成排便不畅。

二、肠道功能恢复后的饮食原则是什么？

当造口有排气、排便，医生检查确认肠道功能恢复时，饮食就可以开始恢复。饮食应由流质—半流—普食逐步进行。进入康复期，造口患者饮食原则根据患者需要而进食，无须忌口。但应定量进食，防止暴饮暴食，有利于造口患者的身心康复。同时适当注意下列问题。

（一）少进食易产气的食物

因为肠造口没有括约肌来调节粪便的排出，因此患者需要佩戴造口袋来收集由肠道所排出的废物。肠道产气过多，在造口袋内积聚会使造口袋鼓起而对患者的外表形象有影响。如与家人或朋友在一起时，造口排气（放屁）的响声将令患者尴尬并产生自卑感。同时腹部胀气会给患者带来不适。某些食物、水果、饮料会增加肠道内产气，如豆类、卷心菜、芥菜、黄瓜、青椒、韭菜、豌豆、萝卜、洋葱、番薯、巧克力、苹果、西瓜、哈密瓜、碳酸饮料、啤酒等。某些行为如嚼口香糖（图 12-

1)、吸烟、进食时说话也能使肠道内气体增加。因此，在进食时宜细嚼慢咽及进食时少说话来减少吞咽空气。

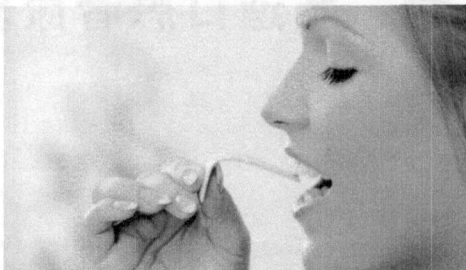

图 12-1　嚼口香糖

（二）少进食易产生异味的食物

不良气味的散发可能成为造口患者最头痛的问题。不良气味的产生通常来自脂肪痢或是肠道的细菌将某些特殊的食物发酵，产生酸性且令人不适的气味。如果患者佩戴的造口袋不具备防臭功能，应少进食易产生异味的食物。产生气味大的食品有玉米、洋葱、鱼类、蛋类、大蒜、蒜头、芦笋、卷心菜、花椰菜、香辛类的调味品等，多喝去脂奶或酸奶（图 12-2），食用含叶绿素高的绿叶蔬菜有助于控制粪臭，如臭气相当明显，还可以内服碱式碳酸铋、活性炭片、叶绿素片等。但应注意，服用这些药物后可能会引起大便颜色的改变。

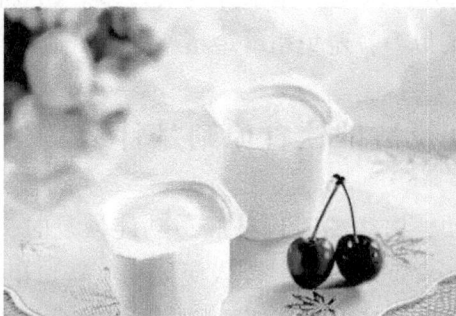

图 12-2　脱脂奶或酸奶

（三）避免进食容易引起腹泻的食物

由于肠道功能的不完整，因此造口患者比正常人更容易产生胃肠道的不适，尤其是腹泻。肠造口患者腹泻是指大便稀薄或水样。粪水对造口周围皮肤产生刺激。同时大量腹泻会引起电解质紊乱和脱水，因此应引起重视。造口患者在饮食上应特别注意食物的质量，食物要新鲜、干净、卫生，少吃太油腻的食物。同时在尝试某种新食物时，最好不要一次进食过多，无不良反应时，下次才多吃。过量饮用酒精类饮品可导致稀便。对于长期饮用威士忌、甜酒的患者，建议将其加入牛奶中饮用，可能比饮用红酒、啤酒更易于接受。容易引起腹泻的食物有咖喱、卷心菜、菠菜、绿豆、含高浓度香料的食物（花椒、八角、蒜头等）、赤豆、南瓜子、丝瓜、酒精、啤酒等。出现腹泻症状，宜进食低纤维、少油炸的食物，也可进食一些炖苹果、苹果酱、香蕉、奶油花生酱、燕麦卷等可溶性纤维食物。同时喝含钠、钾高的溶液来补充丧失的水分以及电解质（如果汁、去油的肉汤等）。一般的抗生素可能会导致稀便或腹泻。而有些抗胃酸药物也会引致腹泻或便秘，故不可随意服用。腹泻无缓解者或严重腹泻者应及时到医院就诊。

（四）进食粗纤维食物应适量

粗纤维食物能促进肠蠕动，增加粪便量。对便秘的造口患者，多吃粗纤维食物能帮助粪便形成，减轻排出困难，但是一般造口患者大量粗纤维的饮食形成大量粪便，需经常排放粪便或更换造口袋，给造口患者外出活动带来不便，造口狭窄者，出口狭小，粪便排出困难，粗纤维饮食后，容易引起造口梗阻，出现腹痛、腹胀，甚至呕吐等症状。注意进食粗纤维的食物时要有充足的水分。含粗纤维较多的食物有玉米、芹菜、南瓜、红薯、卷心菜、莴笋、绿豆芽、叶类蔬菜、贝壳类海鲜等。

（五）避免进食容易引起便秘的食物

对于造口患者保持大便的通畅是很重要的，大便过硬，排出时很容易造成造口出血，长期便秘也容易引起肠造口的脱垂。大便的稠感与所进食的食物种类有关，也与饮食的时间、次数、服用的药物和患者的情绪有关。容易引起造口患者便秘的食物有番石榴、巧克力、隔夜茶等，氢氧化铝、碳酸钙以及吗啡类的药物等也容易引起便秘。便秘出现时，最佳方法是多喝水、多进食蔬菜和水果，适当进食有通便作用的食物如香蕉、红薯等，同时进行适当的运动，有便意感应立即上厕所，用手在脐部周围顺时针方向按摩等方法（图12-3），以助肠蠕动利于排便，必要时，在医生指导下服用缓泻药。

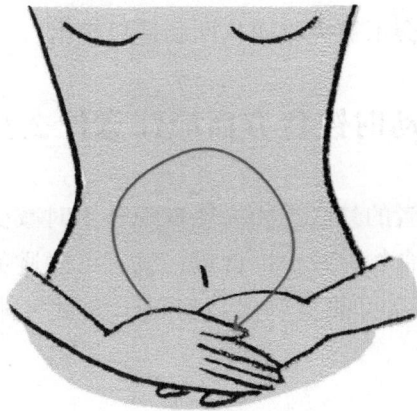

图12-3　腹部按摩

三、肠造口患者进食后应该如何观察？

每天要观察排便情况。如果正常进食3d都不排便，同时感觉到没食欲、腹胀或腹痛，应及时去医院就诊。

四、回肠造口者在饮食方面应注意什么？

因回肠造口的管径小，故高纤维的食物会有可能堵塞造口，为了避免引起回肠造口的堵塞，回肠造口者在饮食上应注意少食难消化的食物，如干果、坚果等种子类食物、椰子、菠萝、木瓜、杧果、芹菜、蘑菇、冬笋、玉米、水果皮等。同时食物要仔细咀嚼。多吃含丰富维生素C的水果（如橙、柚、柠檬、山楂等）和新鲜蔬菜，以防维生素C的缺乏。

处理暂时性的回肠食物梗阻的小窍门：①洗一个热水澡，或用热水袋放松腹肌。②右侧卧位，沿造口上方到造口方式按摩，促进梗阻物排出。③按摩并呈膝胸卧位可能会提高成功率。④如果回肠造口排出物是干的，应避免进食固体食物并增加液体摄入量。⑤如果近期无排泄物流出，应及时停止经口进食。这种情况如果超过6h，建议应及时就医。

回肠造口者因为结肠切除后影响了水分和无机盐的重吸收，而容易导致水和电解质平衡失调，应注意补充水和无机盐，尤其是在炎热的天气及大量出汗时，如水分损失较多，尿量往往会减少，容易发生肾结石，因此在水分的摄取上必须足够，每天的饮水量至少有1500~2000mL，可通过饮用运动饮料或增加盐的摄入来维持钠的平衡。如果回肠造口高排量情况超过24h，建议看内科医生和营养师，服用抗腹泻的药物以及合理的膳食。如出现口干、小便量少且颜色深，昏睡和乏力、恶心、呕吐，这些是水电解质平衡紊乱的预警信号，应及时就诊，某些坚硬或有胶囊包装的药物，如避孕药，可能会不被吸收而从回肠造口排出。

五、参加社交活动时饮食方面应注意什么？

社交活动不是肠造口者的禁区，如果想夜晚外出时减少粪便的排出，建议白天适当减少进食含纤维多的食物，减少进食量，就有可能避免频繁更换造口袋或排放粪便带来的苦恼。有气饮品可能会刺激造口排出大量气体及水分，如啤酒、可乐等，故以少饮为宜。

第二节 肠造口患者日常起居指导

一、肠造口患者出院后该穿什么样的衣服？

造口患者不需要重新制作衣着，穿回手术前的服装即可。但要以选择宽松、舒适、柔软的衣物为原则，避免穿紧身衣裤（裙），避免皮带勒住造口，以免摩擦或压迫造口，影响肠造口的血液循环。

二、肠造口患者术后怎样沐浴？

当手术的切口已经愈合，无论是粘贴着造口袋还是脱下造口袋均可以洗澡。水分是不会由造口进入身体内的，也不会影响造口袋的使用时间和身体的康复，沐浴前，最好在造口底盘的边缘贴上防水胶带，以免沐浴时水渗入底盘，影响造口底盘的稳固性。使用一件式闭口袋，沐浴前最好先将造口袋除下；使用一件式开口袋最好先将造口袋排空，沐浴后可用柔软的抹布将造口袋外层的水珠抹干即可；使用两件式造口袋，沐浴后可用柔软的抹布将造口袋外层的水珠抹干或更换另一干净造口袋，也可以佩戴浴盖进行沐浴，沐浴后再套上造口袋。

三、肠造口手术后还能游泳吗？

其实肠造口手术后是可以游泳的。肠造口手术后，当伤口完全愈合，且身体体力恢复良好的情况下，就可以去游泳了。游泳前要记得清空造口袋，并记住少吃东西。游泳时为了卫生，最好选用小型迷你造口袋；游泳时可以使用防水胶带或纸胶带粘住其边缘，作为皮肤保护屏障。目前国内尚无肠造口患者专用的泳衣，泳衣颜色上不宜选择白色透明的，因为浸湿后易显现造口袋的外形，宜选择印有图案的泳衣，易于遮掩造口，避免尴尬。对于一些结肠造口人士来说，可以进行结肠灌洗后再去游泳，灌洗后的24~48h，造口没有排泄物排出，游泳时，只需要在造口处粘贴一块防水胶布即可，这样就可以好好享受游泳带来的乐趣了。

游泳时要注意：①时间不要太久，以免过度疲劳。②灌洗只适合结肠造口人士，并且不是所有的结肠造口人士都适合灌洗，应该由医护人员评估后才能实施灌洗。刚开始进行灌洗操作时，必须在专业人士指导下进行。

四、肠造口患者如何进行运动锻炼？

生命在于运动，只有运动才能保持健康的身体，造口者也不例外，造口是不会阻碍体育锻炼和适当体力活动的，可以根据术前的爱好与身体的耐受力，选择一些力所能及的运动，如散步、打太极拳、做体操、游泳、跑步、练气功等，其中最简单的运动就是散步，它可以改善血液循环，促进新陈代谢，提高机体的免疫功能。但应尽量避免贴身的运动，如摔跤，以防造口意外受损，进行某些球类活动或会有轻微碰撞的运动，如壁球、篮球等，可能需要佩戴肠造口护罩来保护造口，以免肠造口意外受损，避免举重运动，以减少造口旁疝的发生。

五、肠造口患者还可以参加社交活动吗？

人类离不开友情，离不开人群，肠造口患者也不例外。肠造口不是传染病，当他们体力恢复、掌握造口的护理方法后，就可以正常地进行社交活动。同时应鼓励肠造口患者多参加造口联谊会，在这个组织中可以找到新朋友，互相了解，互相鼓励，交流造口护理的经验和体会，以减轻造口患者的孤独感，激发重新走向新生活的勇气，对促进其心理康复有着积极的作用。

六、肠造口患者可以外出旅行吗？

肠造口者在体力恢复后，同样可以外出旅游，领略大自然风光，陶冶情操，调节身心。无论坐船、飞机、火车对肠造口者均不会有影响。但在旅游中要注意一些事项。

（一）路程的选择

要遵循由近到远、由易到难的原则逐步进行。这样可以使自己逐渐适应在外生活与在家生活的不同，更有利于克服造口带来的一些意想不到的问题。

（二）物品准备

首先准备充足的造口袋，要比平时用量稍大，以应付意外发生（如水土不服，会有腹泻的情况发生）；部分造口袋应放在随身的行李中，以便随时更换，并将其余分别装在不同的行李箱内是明智之举，千万不要全部托运，以免发生行李箱丢失时手忙脚乱；最好佩戴造口腰带，因为在旅游中会有比平时多的身体运动，佩戴腰带会更安全，在飞机上由于压力的变化，胃肠气会多一些，宜使用开口袋或配有碳片过滤的用品，除臭过滤片可解决肠胀气过多所带来排气的臭味；造口袋不能减轻旅行者系安全带时对造口部位的压迫，备一个小垫子将能保护造口；平时习惯进行结肠灌洗的造口者，如果所住的地方条件允许（必须有洗浴设施），旅行时只要带一套灌洗器及几个袋子或造口栓就可以了；还要带些止泻药和抗生素；湿纸巾也是必备之物。无论到哪里旅游，最好能事先了解当地造口治疗师及造口用品经销商的情况，以便出现紧急情况时能够得到及时的帮助。

（三）饮食选择

注意饮食卫生，尽量不改变饮食习惯。尝试新品种的食物时，应尽可能少食，以免引起腹泻，尽量避免食用不易消化、产气较多或有刺激性的食物，如粽子、汤圆、瓜子、花生、含碳酸饮料（啤酒、可乐）、辣椒、咖啡、洋葱等。最好养成自带一瓶矿泉水的习惯，这样既可以保证饮水，也可在有意外时用于冲洗。

七、肠造口患者还可以过渡到正常的性生活吗？性生活前应该进行哪些准备？

（一）生理方面

医护人员应高度重视肠造口术给患者带来的性生理变化，主动了解他（她）们的性问题，提供康复护理措施，协助他们重新获得性满足。

有些男性肠造口者会因手术时机械性伤害而造成盆腔血管、神经损伤，引起部分或全部的性功能丧失。也有专家认为，性功能状态并不完全取决于根治范围及是否有神经损伤，性功能减退的程度及持续时间与手术并发症、年龄、术前身体状况等诸多因素有关。无论直肠癌行腹会阴联合切除术还是膀胱肿瘤行膀胱全切术，部分男性患者可能会出现反射性勃起功能丧失，腺体分泌减少，无法射精，射精疼痛，早泄等部分或全部性反应障碍。有些情况经过一段时间后会逐渐恢复，情况严重者需要到泌尿科做进一步检查、治疗（包括药物性阴茎勃起、外部装置和假体等）。

女性方面，由于手术损伤了盆腔血管及正常的血液循环，影响了性生活中盆腔充血及性快感的出现；术后子宫后倾或翻转造成性交时子宫或阴道壁受力后引发的紧张性疼痛；也可因手术野周围的阴道后壁瘢痕收缩、阴道干燥而导致性交困难、疼痛等，这些都可能降低女性患者对性生活的兴趣。医护人员应该提供相应的咨询和健康教育，如使用润滑剂（油性润滑剂不被推荐使用，如液状石蜡等）、改变性交姿势、阴道整形术松解瘢痕组织等方法解决性交困难及增加舒适度。

（二）心理方面

心理性性功能障碍在肠造口者中较为普遍。无论肠造口的原发病如何，施行肠造口术后患者将面临由此引起的一系列心理变化。在整体上，这类患者常因自己排便方式与众不同、难以保持自身清洁、体形外观变化、吸引力下降等因素感到自卑。尤其在术后前半年，患者对自己外观形象的突然改变尚不适应，对肠造口的护理也不熟练，心理负担很大。性生活中肠造口带来的异味、肠内容物外漏和异常声响都会令患者及其配偶感到沮丧，严重干扰性生活的质量。那些因恶性肿瘤接受肠造口术的患者，还需面临肿瘤复发对自己的生命带来威胁这样最现实的问题，因此极易产生抑郁、悲观、暴躁等情绪变化。这些患者的心理状态十分敏感、脆弱。如果缺乏社会、亲友、配偶的理解、关怀和鼓励，尤其是缺乏医师对术后康复过程中的有关性生活的指导，该类患者极易丧失自信，这是心理性性功能障碍发生的主要根源。心理性因素造成的性功能障碍，往往需要医师、亲友、配偶及患者本人的互相配合、理解来完成治疗，效果通常令人满意。

对肠造口者这样一组特殊人群来说，虽然他们很少主动提到手术后的性问题，但并不说明不存在这方面的问题，只是这方面的问题难以启齿，不便与人交流。事实上，无论其肠造口的原发病如何，在肠造口者术后康复过程中，将不可避免地面临一系列个人生活及社会生活的改变，其中性生理和性心理的变化是一个相当突出的问题，处理不好，往往会造成生理、心理及社会交往上的压力，甚至导致婚姻及家庭的危机，严重影响患者的生活质量。

（三）性生活前的准备

恰当适度的性生活对患者术后的康复、自信的确立、生活质量的提高无疑是有益的。造口者性生活前还应在以下几方面进行一些必要的准备。

1. 环境。最好布置富有浪漫的气氛，女性可使用少许的香水，偶尔安排外宿，常会有强烈的感受和意想不到的效果。

2. 情绪。不要把所有的注意力都放在肠造口上，互相爱抚、欣赏，尽情享受性生活的乐趣，必要时学会用幻想加入性爱的领域。有专家调查后指出，在术后早期（8个月内）肠造口者往往更乐于接受亲吻、拥抱、抚摸等亲昵动作，以确认自己是否仍然被社会、亲友接受和理解，从而增强自信心，而对于性交本身并不热衷，女性肠造口者尤为明显。与配偶分享彼此的看法、意见，说出自己担心的事情，多体贴对方，检查是否有不适之处。肠造口者克服心理障碍时，有时还需要心理专家的辅导，逐渐重新接受自己，在恢复及适应期间给自己及伴侣双方一些时间适应。

3. 身体。注意饱餐后最好休息2~3h后才可进行性生活。对结肠造口灌洗者，事先可粘贴闭口式造口袋或使用迷你型造口袋，可预防粪便泄漏、又不会有异味产生。非结肠造口灌洗者，事先需要更换造口袋或将造口袋内的排泄物清理干净，预防排泄物的泄漏。可用腹部约束覆盖肠造口处，这既可预防造口袋脱落，又可使患者感到有安全感。也可选择有颜色图案的袋子套在造口袋上，可改善视觉感受。

4. 姿势。鼓励肠造口者在性交过程中应用各种不同的姿势，以选择最舒适、最合适的方式，原则是不直接压迫肠造口。性交时的姿势可让肠造口者位于上方或侧卧。女性患者腹会阴切除术后会造成会阴瘢痕及骨盆阴道解剖上的变形，而导致阴道角度改变引起插入时困难，若阴道肌肉受损且腺体分泌消失时，性交时会造成疼痛。一般可使用润滑剂，女性采取在上位的姿势，以减轻阴茎对阴道后壁的撞击痛。若女性患者有将膀胱全部切除时，则女性最好采取下位姿势，以预防阴茎对阴道前壁撞击造成不适，且性伴侣会觉得宽松，夫妻间都易获得快感及满足。

八、育龄女性是否还可以怀孕与生育？

年轻妇女自然会关心肠造口术后她能否怀孕生孩子，对于一些人来讲它的意义包含着社会、宗教等方面的因素。无论如何，对于一个年轻女性肠造口患者而言，保持一个积极乐观的身心健康对于受孕是必不可少的。无并发症怀孕及自然顺产也是可能的。关于生孩子问题可建议她们咨询外科医生和产科医生。肠造口孕妇的护理需要产科医生、外科医生及造口治疗师非常细心、互相协作配合，对用药进行监督指导。但肠造口患者怀孕会受到多方面的影响。

1. 对于一部分肠造口患者而言，由于造口位置或盆腔积液的缘故，怀孕是比较困难的。

2. 多种常规处方药可能会影响胎儿，建议在打算怀孕之前与有关人员探讨所服药物是否对胎儿有影响。

3. 对于回肠造口患者而言，怀孕期间恶心、呕吐会威胁患者内环境的稳定。

4. 腹部绞痛可能是由于肠粘连引起的非流产先兆。

5. 不明原因的便秘可能会导致结肠造口者慢性腹痛甚至引起胎儿窘迫乃至死亡。

6. 有报道称产后可能出现相关的造口脱垂。

7. 会阴部手术引起的瘢痕组织可能使自然产变得较为复杂。

8. 怀孕期间服用的一些药物可能会改变大小便的颜色，比如铁剂会使大便变黑。医护人员应将药物可能引起排泄物颜色变化的情况告知患者。

9. 对于难以受孕者，体外受精被认为是可以选择的。

10. 在年轻肠造口患者中，可能会出现意外怀孕。因此，在未做好充分准备之前应做好充分的避孕。同时，具有家族性遗传病的肠造口患者，如家族性息肉病患者应进行必要的咨询后再决定是否怀孕。医护人员也应该采取积极开放的态度，帮助患者解决疑难问题。

九、肠造口患者还能回归工作岗位吗？

肠造口不是一种疾病，因此不会影响患者的工作。手术后一般需要一段时间来康复，特别是肿瘤患者，当身体体力完全恢复，便可以恢复以前的工作，但应注意避免重体力劳动，尤其是术后第一年，应避免举重或提重物超过5kg，术前从事搬运工作者宜更换工作。必要时可佩戴造口弹力腹带加以预防。

十、什么是直肠幻觉感？

直肠幻觉感类似于截肢患者的肢体幻觉感，患者会感觉到自己已经移除的肛管仍然存在。这很正常，一般出现在手术后数年。如果直肠未切除，患者可能也会有这种感觉，并且坐在马桶上会流出黏液，一些切除直肠的患者，像排便一样坐在马桶上会缓解这种感觉。

第三节　肠造口患者的自我管理

一、什么是自我管理？

自我管理是指在卫生保健专业人员协助下，个人承担一些预防性或治疗性的卫生保健活动。"自我管理"方法源于心理行为治疗领域。心理学家在实践中认识到患者自身在改变行为、促进健康方面潜在的巨大作用后，将原属于卫生专业人员的一些权力下放到患者，出现了"行为自我管理"。但肠造口患者出院时的自我管理能力低下，一方面，由于医院床位流转率的加快，患者住院时间缩短，学习造口护理知识和技能的时间受限；另一方面患者住院期间主要依靠护理人员和家属对造口进行管理，缺乏自身造口管理实践，不能满足出院后自我管理需要；再次，造口患者长期居家生活，造口治疗师不能经常为其提供护理服务教育，且目前社区造口护理服务缺乏，绝大部分医护人员缺乏肠造口有关知识。

二、哪些因素影响肠造口患者的自我管理能力？

（一）患者自尊以及应对能力

自尊程度高，解决问题技巧强的患者通常能够应对得较好，反之则需要更多协助。有效的应对策略是：评估患者及家属的感受，帮助患者解决当前问题，鼓励患者和家属参与到肠造口护理中。

（二）患者期望值

疾病/肠造口会对患者生活方式以及健康状况造成影响，在护理过程中需要考虑肠造口以及患者的身体状况，了解患者如何看待疾病/肠造口，通过询问患者是否知道其他造口人士，以及那些人的经历。可以进一步了解患者对肠造口的认识程度以及对肠造口后生活状况的预期值。

（三）其他影响因素

评估患者的支持系统，患者的家人和朋友的情绪状况，以及提供照顾的能力。可以问他们"你感觉怎么样？""这对你有什么影响吗？"或者问患者："你有没有想与某人讨论过这个问题？""你认为做了肠造口手术会对你的个人关系产生什么样的影响？"来了解患者可能得到的支持状况。

（四）资源

充分利用社会资源如造口俱乐部、肠造口探访者、患者和家属教育等，以提高患者肠造口术后适应性。有研究显示，相关资讯的支持、自尊的维护、爱与归属感的给予及社交娱乐的保证均可以促进患者对肠造口的正性认知，从而增强患者良性认知，促进其回归社会。

三、如何提高肠造口患者的自我管理能力？

（一）临床护理路径管理

实施临床护理路径能有利于促进患者自我护理能力的提高。目前我国尚未形成统一的造口护理标准，导致患者在出院后的自我护理能力较低。因此，应加快制定路径化的造口护理流程及标准，全面评估造口患者的自我护理能力及其影响因素，加强对患者造口护理知识、造口护理技能以及心理管理等方面的干预，确保患者在出院时掌握应对日常生活的自我护理能力。

（二）完善造口护理人才队伍

完善造口护理人才队伍，提高造口护理人才的质量及数量，ET 的护理干预可促进患者及家属的造口护理技能的提高。目前国内已经培养造口治疗师（Erostomal Therapist，ET）千余名，其在降低肠造口并发症的发生率、改善患者自我护理能力方面有较大贡献，但仍不能满足临床护理工作及患者的需求。因此，我国必须加快 ET 的培养，以学校为依托，开展多种形式的培训，以满足国内造口患者的需求。同时，必须加强与国际间的交流与合作，坚持"请进来、送出去"等方式，逐步与国际接轨，提升我国 ET 的质量和数量。

（三）完善造口延续性护理

建立医院—社区—家庭一体化的全程护理干预模式，延续性护理作为住院护理的延伸和整体护理的补充，能有效地提高患者的自护能力。目前国内有较多学者对医院—社区—家庭一体化的全程护理干预模式的建立进行研究，但实施并不理想。因此，应注重在国家政策下加快完善造口延续性护理，如社区造口护理机构、造口门诊、家庭随访、造口联谊会等，同时在信息技术快速发展的背景下充分利用云计算、大数据、移动互联网等开展形式多样的延续性护理，真正实现对患者从医院到社区甚至到家庭的无缝隙护理。

第四节　肠造口患者的生命质量

美国造口师 Fumbull 曾提出："不仅要让造口患者活着，还应重视其生命质量，让他们活得愉快、活得有尊严"。随着造口患者术后生存率的改善，健康相关的生命质量成为评价治疗效果的重要指标。生命质量（Quality Of Life，QOL）又称生活质量、生存质量，是个体对与自身健康状况相关的社会、生理、心理、经济和精神方面的认知。世界卫生组织（World Health Organiztion，WHO）将 QOL 定义为不同文化价值体系中的个体与其目标、期望、标准以及所关心的事情相关的生活状况体验，同时强调对自身价值和自我实现的认知，包括生理健康、心理健康、独立程度、社会关系和环境 5 个方面。

一、肠造口患者的生命质量受哪些因素的影响？

影响肠造口患者生活质量的因素很多，因素之间的交互作用明显，且以综合作用方式为主。通过文献回顾，将其归纳为以下几个方面：

（一）与疾病状态有关的因素

患者的年龄、经历、肿瘤的分型、临床分期对生活质量状况尤其是躯体功能影响较大。Ulander 等应用 EORTC QLQ-C30 和日常生活独立性指数对大肠癌患者手术前后日常生活的独立性进行了研究。结果表明患者的生活质量与肿瘤的部位、Dukes' 分类和术前的化疗有关。Camilleri-Brennan 和 Steele 用 EORTC QLQ-CR68 及 SF-36 对 25 例复发的大肠癌患者的生活质量进行了研究，结果发现，复发患者的生活质量在大部分方面都显著低于未复发的大肠癌患者，疾病的复发对患者的心理、社会功能产生了一定的影响。

（二）与治疗有关的因素

性功能低下和肠造口并发症的出现严重影响着肠造口患者的生活质量。Miles 手术创伤范围大，术中可能会损伤骶丛神经，导致患者性功能低下，而部分患者因术后初期对躯体的形象改变尚未适应，对肠造口护理又不熟练，也常常因心理因素而导致性功能障碍。文献报道，腹会阴联合直肠肿瘤切除术的患者有 32%～100% 发生术后性功能改变，其中部分患者是因心理功能障碍造成的。

（三）与自理程度有关的因素

时间、知识水平等因素通过影响患者的自理程度间接影响其生活质量。肠造口时间越长，社会功能、工作与学习、婚姻与家庭状况越好。随着肠造口时间的延长，患者逐渐适应了肠造口所带来的生理、心理变化，自我护理的能力也逐渐增强，而患者的社会功能、业余娱乐等也越来越丰富。陆丽明等调查表明，肠造口患者出现的肠造口周围皮肤问题，是由于患者缺乏肠造口周围皮肤护理知识，在处理肠造口时未注意肠造口周围皮肤而造成的。研究提示，66.7%~84.3%的患者不了解并发症的观察与处理、结肠灌洗等方面的知识。肠造口相关知识的缺乏使患者自我护理能力低下，不能预防肠造口并发症的发生，从而导致患者的生活质量下降。

（四）与心理认知有关的因素

肠造口患者对肠造口的接受程度、对生活的期望以及其自我效能等因素直接或间接影响患者的生活质量。肠造口患者不能正确接受躯体形象的改变，会对肠造口产生恐惧、失落、无奈、厌恶等不良的心理认知，从而对其生活质量产生负面的影响，表现为焦虑、抑郁等负面情绪。在性生活中，部分肠造口患者有将自己看成是肮脏的，毫无吸引力的"残疾人"等错误的心理认知，影响了他们在性生活方面的意识和需求。一项中国香港的调查显示，肠造口患者的自我效能与生活质量呈正相关，自我效能高的患者，生活质量也相对较高。

（五）与经济有关的因素

经济情况、就医条件等都是肠造口患者生活质量的影响因素。肠造口患者除了要承受手术及支持治疗所需要的费用外，还要承担长期使用价格不菲的肠造口护理产品的费用。经济状况不好的患者，担心增加家庭负担，给全家生活造成压力，从而产生负性心理。因此，经济状况不仅影响患者的生理状况、心理状况和自身满意度，而且影响着患者生活的总体水平。调查结果显示，月收入在700元以下的家庭生活质量明显受到影响。

（六）与社会支持有关的因素

社会支持是影响肠造口患者生活质量的重要因素。在家庭内由于肠造口容易引起家属的同情和帮助，肠造口者获得的家庭内的社会支持较高，特别是在年长者的家庭，他们更注重感情，更加能体贴、关心肠造口患者。在家庭外，肠造口患者术后自觉减少了各种活动，不能有效融入社会，影响患者接受来自社会各方面的支持与照顾，从而影响到患者生活质量。覃惠英等对86例结肠造口术患者进行问卷调查，结果表明获得社会支持多的患者其生理功能、角色功能、认知功能、情绪功能和社会功能等方面的生活质量较获得社会支持少的患者好。

（七）排便情况

研究表明，肠造口术后排便的规律性也与患者生活质量有一定相关性。对于肠造口患者，由于自身失去了对大便的控制能力，常会出现排便次数增多，且经常伴有便秘或腹泻。如果不对肠造口患者的排便进行有效护理指导，患者可能需要一定的时间和精力来处理肠造口，从而影响其工作和生活。若处理不当，会出现大便外泄、异味严重等情况，影响患者出行，导致其社会功能降低。调查显示86.4%的肠造口患者排便时间不固定，65.2%的患者每日排便次数>4次，60%以上患者不了解如何进行排便规律训练。因此应十分重视对肠造口患者进行排便规律训练，尽量减少肠造口对患者躯体、心理和社会功能的影响。

（八）其他

与人口学有关的因素也能够间接影响肠造口患者的生活质量。男性患者在认知功能方面强于女性患者；老年、无配偶的患者自尊自信状态及生活质量总体评价好于年轻、有配偶的患者；文化程度高的患者工作和学习能力高于文化程度低的患者。

二、如何测评肠造口患者的生命质量？

国内外关于肠造口患者生活质量测定所应用的量表种类较多，主要分为以下3类：普适性量表、癌症患者适用量表、造口患者专用量表。

（一）普适性量表

1. 健康调查简表（The MOS Item Short Form Health Survey，SF-36）。SF-36是Stewart等在医学结局量表的基础上由美国医学结局研究组开发的。该量表由36个条目组成，分为3个维度，分别评价：生理功能、生理职能、躯体疼痛、总体健康、活力、社会功能、情感职能和精神健康。通过多方面的综合分析来帮助判断患者的生活质量。评分0~100分，耗时4~10min。2002年李鲁等开发研制了该量表的中文版，信度、效度检验显示Cronbach's α系数除了活力和社会功能维度外，其余在0.72~0.88，两周重测信度为0.66~0.94，表明其具有良好的信度、效度，并适用于中国人群。SF-36也被用来评价护理干预对结肠造口患者的生活质量的影响，但并未报道该量表在本实验中的信度、效度。

（二）癌症患者适用量表

1. 卡氏功能状态量表（Karnonfsky Performance Status，KPS）。该量表由Karnonfsky等于1949年开发，用于评价癌症患者化疗后生存质量变化的疗效，首次将生存质量研究引入医学领域。该量表根据患者能否正常活动、病情及生活自理能力将患者健康状况总分定为100分，10分为1个等级，得分越高，健康状况越好，更能忍受治疗给身体带来的不适反应。目前仍被认为是一个较好的用于肿瘤患者的常用简易评价工具。2006年项春雁等采用KPS评价恶性肿瘤患者的功能状态，进而评价其生活质量，因此该量表具有间接性，并且侧重于功能状态的评价。

2. 欧洲癌症研究与治疗组织的生活质量核心量表（European Organization for Research and Treatment Quality of Life Questionaire-C30，EORTC-QLQ-C30）。1986年欧洲癌症研究与治疗组织（European Organization Forrese-arch and Treatment，EORTC）研制了针对癌症患者的核心量表，即共性量表（QLQ-C30）。该量表共包含30个条

目，分为 15 个领域，其中 5 个功能领域（躯体、角色、认知、情绪、社会功能）、3 个症状领域（疲劳、疼痛、恶心呕吐）和 1 个总体健康状况和 6 个单一条目（气促、失眠、食欲丧失、便秘、腹泻和经济困难）。各维度的 Cronbach's α 系数为 0.65～0.87，重测信度为 0.611～0.843，其中条目 29、30 分 7 个等级，根据其回答选项计为 1～7 分；其他条目分 4 个等级；从来没有、有一点、较多至很多，分别评 1～4 分，将各量表分数相加，然后依据 EROTC 工具转换成 0～100 的分数。功能领域的得分越高，生活质量越好；症状领域的得分越高，生活质量越差。万崇华等将该量表汉化并进行信度、效度评定显示 Cronbach's α 系数大于 0.75，四周重测信度大于 0.73，具有较好的信度、效度及可行性和一定的反应度，适合于大多数欧洲国家和中国的癌症患者，在我国造口患者的生活质量调查研究中也经常用到。姜法宝等对 EORTC QLQ-C30 的信度、效度研究表明，重复测量的 ICC 值除情绪功能外均大于 0.75，量表的 Cronbach's α 系数为 0.83，折半系数为 0.782，因子分析得到了 3 个公因子，解释了总体方差的 60.38%，在何颜等的研究中 Cronbach's α 系数为 0.83。我国学者采用 EORTC QLQ-C30 对肠造口患者的研究显示造口患者总体 QOL 及各功能维度得分均低于常模，造口患者术后 3 个月内生活质量处于较低水平，总体生活质量得分为（26.53±25.79）分，低于国内常模（51.56±24.61）分，患者的角色和社会功能受到严重影响，进一步分析表明患者躯体功能、角色功能、认知功能、社会功能与家属生活质量呈正相关。有学者对肠造口患者不同阶段进行调查显示，不同阶段得分不同且有不同的影响因素，可见，该量表已被广泛应用，但不同的研究人员得分差别也有较大差异，因此其一致性需进一步探讨。

3. 欧洲癌症研究与治疗组织大肠癌 QOL 专用量表（European Organization for Research and Treatment Quality of Life Questionaire-CR38，EORTC QLQ-CR38）。在 QLQ-C30 的基础上，根据不同病种的特点增加了不同的特异性条目，设计了针对不同病种的特异性量表。为了提高测定大肠癌患者 QOL 量表的特异度和灵敏度，制定了 QLQ-CR38，该量表共包括 38 个项目，其中 4 个功能量表（7 个项目）、7 个症状量表（30 个项目）和 1 个单项条目（1 个项目）。该量表通过 Likert 4 级评分法使用标准的线性转换为 0～100 分。Kong 等对量表中文版进行验证表明该量表的 Cronbach's α 系数和重测信度均大于 0.7，具有良好的信度、效度和反应性。目前直肠癌患者 QOL 的测量多采用 EORTC QLQ-C30 和 EORTC QLQ-CR38。张海洋等采用 QCL-CR38 对 82 例造口患者分别于术后 1 个月、3 个月、6 个月进行调查发现，随着时间的增加，患者的疲乏、疼痛、食欲减退现象逐渐加重。

（三）造口患者专用量表

1. 肠造口患者 QOL 量表（Stoma-QOL）。Stoma-QOL 是 2005 年由 Prieto 等基于生活质量基本需求模式制定而成，量表研制至今，已经进行了法国、德国、西班牙、丹麦等多国的跨文化研究，其信度和效度令人满意。2011 年，我国学者吴雪等将其翻译为中文版，尝试在中国人群中进行应用，结果测得量表折半信度为 0.865，Cronbach's α 系数为 0.893，可较好地适用于调查我国肠造口患者的生命质量。该量表共包含 4 个领域：睡眠、性生活、和家庭/朋友的关系、和非家庭/朋友的其他社会关系，共 20 个条目。每个条目采取 1~4 4 级计分，得分范围 20~80 分，得分越高，提示患者生活质量越好。

2. 希望城市肠造口患者 QOL 问卷（the City of Hope Quality Of Life-Ostomy Questionnaire，COH-QOL-OQ）。该测量工具于 1983 年由美国加利福尼亚州霍普城市学院癌症研究中心学者在研究癌症患者生活质量的基础上衍生而来。量表后期经 Grant 等完善，进而推广用于所有肠造口患者 QOL 的测评。2004 年 Grant 等报道了 COH-QOL-OQ 的 Cronbach's α 为 0.95，各维度的 Cronbach's α 为 0.77~0.90，2011 年皋文君等对该量表进行了中文版信效度测评，在探索性因子分析的基础上，结合大样本验证性因子分析形成生理、心理、社会和精神健康 4 个因子 32 个条目，研究结果证实，4 个因子的 Cronbach's α 分别为 0.864、0.860、0.885 和 0.686，所有条目的内容效度均大于 0.7，2 周重测信度均大于 0.8。虽然该量表可适用于各种类型的肠造口患者，但临床应用过程中，因其自身结构过于复杂而受到限制。

3. 肠造口照护生活质量指数（the Stoma Care Quality of Life Index，SQOL）。SQOL 包含心理舒适、生理舒适、身体形象、疼痛、性生活、营养和社会关注 7 个维度 34 个条目，其中患者处理肠造口的信心作为单独的条目。每个问题 0~5 分，总分经线性转换为 0~100 分制。该量表产生于 20 世纪 80 年代中期，由 Ferrans 从 QOL 测评问卷发展验证。SQOL 在欧洲 16 个国家超过 4 000 多例肠造口患者中进行测评，其内部一致性 Cronbach's α 系数为 0.57~0.92。SQOL 在 255 例英国和 132 例法国患者中进行内部一致性测评，Cronbach's α 得分为 0.92。国内尚未有学者对该量表进行汉化及汉化后量表的信效度检验。

4. 造口生活质量量表（Stoma Quality Of Life Scale，SQOLS）。Baxter 等学者创建了 SQOLS，并通过专家和患者小组进行调试形成了最终量表，包含 3 个维度，工作或社会功能（6 个条目）、性或形象（5 个条目）、造口功能（6 个条目），另外，经济影响（1 个条目）、皮肤破损（1 个条目）及整体满意（2 个条目），不作为独立的维度，但依旧为测评条目，通过 100 名造口患者进行信度、效度检验表明，该量表各维度的 Cronbach's α 系数为 0.79~0.86，采用与生存质量量表（SF-12）的相关性分析进行效度检验，结果显示在工作或社会功能维度和 SF-12 量表的生理和心理维度高度相关，造口功能维度是中度相关，性或形象与 SF-12 量表中的生理无显著相关，但和心理健康方面显著相关，SF-12 得分越高，SQOLS 得分越高。与其他量表相比，更突出造口功能维度，但仍需大样本的试验对量表的条目进一步修正，并且我国少见对其的汉化研究及信度、效度的报道。

三、如何提高肠造口患者的生命质量？

（一）医护共同努力提高手术的效果

医生是肠造口手术的实施者，高质量的肠造口可使患者减少生活的不便、心理的压抑，完全融入正常的社会生活中去。肠造口也由以往的只注重手术的主要步骤，到现在注重术后的生活质量。尤其是由造口治疗师进行肠造口患者的术前定位、预防及治疗肠造口并发症，减少了一些因位置不当导致的并发症。如肠造口脱垂、造口旁疝、刺激性皮炎及患者因看不见肠造口而引起的护理困难。徐洪莲等对95 例患者进行术前肠造口定位的研究表明，肠造口位置适宜，患者能看清肠造口，便于自我护理且不影响穿衣。术前肠造口定位提高了肠造口患者术后的生活质量，为患者进行自我护理提供了最大限度的保障，增加了其回归社会的信心。

（二）加强健康教育，提高肠造口护理相关知识的掌握程度和自理能力

肠造口患者生活质量偏低的重要原因是患者缺乏肠造口护理方面的知识。肠造口虽然看似简单，但是如果术后护理不当，将会出现多种并发症，增加患者的痛苦。患者在住院期间，由于术后体力和肠造口尚未完全恢复以及对肠造口尚未完全接受等原因影响了学习的愿望和对知识的掌握程度。因此，有计划地对肠造口患者进行健康教育，对于提高他们的生活质量有很大的帮助。术后早期，患者在院内康复期间，护理的重点是预防和处理术后并发症，通过加强护理使患者尽快恢复健康，因此术后健康教育的重点在满足患者基本生理需要上，例如更换造口袋、饮食指导、肠造口周围皮肤的护理等。随着肠造口时间的延长和身体的逐渐康复，患者的学习能力和学习欲望提高，在出院前的健康教育重点是帮助患者尽快适应院外的生活，教会患者在衣、食、住、用、行方面尽量和普通人接近。现在临床工作中提出了住院患者全程分期式的健康教育模式，全程是指患者从入院到出院全过程的系统教育，分期是指患者入院、手术前、手术后、出院前 4 个阶段连续的系统教育。丁亚萍等对 80 例结肠造口患者实施全程分期式健康教育，使肠造口患者术后接受能力增强，减少肠造口并发症，明显提高生活自理能力。

（三）重视心理护理，提高患者的自尊

对于肠造口患者来说，医务工作者的任务就是帮助他们成为一个拥有一切的正常人，使他们在心理上健康并且活得有尊严、有价值，能够自己照顾好自己，独立生活，尽快地回归社会。肠造口手术虽然是拯救患者生命的手术，但是对患者的生理和精神都是一个影响，影响了身体外形及自尊。如果患者心理上对手术不认可，术后的情绪反应过激也在情理之中。因此完善围术期患者的心理支持，重视术前的访视非常重要。尹跃华等调查结果显示，93.75%患者希望得到心理支持。造口治疗师除了要帮助患者解决或减轻肠造口及周围并发症等问题外，还要使患者意识到肠

造口手术只是将排便的出口由原来的肛门移至腹壁，只要学会如何护理其肠造口，保持乐观的态度，肠造口存在的不便就会减少到最低的限度。

（四）加强广泛的社会支持

社会支持是影响癌症患者生活质量诸多因素中的重要因素之一，良好的社会支持有助于患者恢复健康，反之则损害健康。社会支持具有减轻应激作用，能明显改善癌症患者的社会心理状况，提高癌症患者的生活质量。有研究表明，有配偶的患者其社会支持及生活质量明显高于无配偶者。因此，指导配偶理解和支持肠造口患者尤为重要。在肠造口患者的康复过程中，应与其配偶沟通，使之理解和体谅患者，避免心理因素影响性生活的质量。近年来，随着人们对肠造口者的重视，至2006年6月，全国已经成立了38家造口协会。肠造口联谊会是造口人协会组织的患者互助小组，由医生、护士和造口治疗师共同参与，肠造口者在相关医务人员的指导下定期组织活动。例如开展关于疾病的诊治、康复和自我护理的小组讨论和经验交流；举行"肠造口新人分享会"；参加造口人联谊会的肠造口者可以相互支持，共同分担苦恼，自我宣泄，减轻孤独感。此外，肠造口者还可以逐渐适应社会，融入社会，体会到社会的关心和支持。

（五）造口治疗师的护理

造口治疗师的职责是腹部肠造口护理、预防及治疗肠造口并发症、为患者及家属提供与肠造口护理有关的咨询服务和心理护理，以达到患者完全康复的最终目的。在工作中，造口治疗师对将行肠造口手术者进行术前访视、肠造口定位，避免或减少术后肠造口并发症；术后对患者进行有针对性的护理指导；出院后通过电话、造口门诊、举办造口人联谊会等方式进行随访。经多因素分析显示，造口治疗师的加入可以降低肠造口患者的肠造口及其周围并发症，提高肠造口患者的生活质量。对肠造口者来讲，肠造口也许要陪伴其余生，掌握肠造口自我护理方法是提高其生活质量的关键，而肠造口护理专业性很强，需要专业人员的指导和帮助。至今，我国已经有造口治疗师1000多名，但还不能满足100多万肠造口患者的需求，所以，加强造口治疗师的培训刻不容缓。

综上所述，肠造口术后患者的生活质量较低，影响因素较多，需要获得来自医生、护士、造口治疗师、家庭、亲友、同事乃至整个社会的帮助。对肠造口患者的护理不应局限于医院内，应延续到社区和家庭，让患者感受到来自医护人员、家人及社会的共同关注和照顾。健康教育是整体护理的重要组成部分，应贯穿于肠造口患者治疗和康复的全过程，帮助患者掌握保健知识，树立健康意识，养成良好的健康行为和生活方式，加快心理康复，从而帮助患者实现生理、心理、社会的全面康复。目前，我国的肠造口康复事业有待进一步发展，培养我国的造口专科护士，设立造口专科护理门诊都将给患者带来福音。肠造口手术的目的是提高生活质量，术后患者的生活质量得不到改善，手术便没有任何意义，提高肠造口患者的生活质量还要我们共同努力。

第十四章　肠造口患者的复诊与随访

第一节　定期复诊

一、肠造口患者定期复诊的必要性是什么？

有研究报道，82.7%的肠造口远期并发症出现于术后1年内，这些并发症的发生给造口患者的身心康复带来了严重影响，因此，出院后指导患者复诊非常重要。医护人员应指导肠造口者定期复诊，以便及时了解其生理及心理的康复情况、对家庭及社会的适应情况、对肠造口的适应情况、放疗及化疗对患者的影响，及早诊断出肠造口及其周围并发症给予适当的治疗和心理辅导。

肠造口者住院期间遇到的一些问题，如过度焦虑、疾病、手术、药物、护理方法等相关知识，能及时获得医生和护士的帮助。但是，患者从医院回家后，康复过程中会在不同的时间面临各种各样、对其产生不同影响的困惑，并且大部分并发症是在出院后不知不觉地发生，如术后初期，肠造口较大及肿胀，渗漏机会较少，当肠造口收缩完成后，肠造口会较小及扁平，渗漏机会增大；患者体重明显增加或消瘦，导致体形的改变；回家后患者活动量增多；放疗对皮肤及肠造口的影响；化疗的影响，使患者抵抗力降低，易受细菌感染等原因都可在不同时期出现渗漏，导致皮肤损伤。肠造口者不断受到肠造口外漏的困扰时，将无法重新工作，无法成为对家庭及社会有用的人，其生活无疑也将处于与世隔绝或疏远的状态。肠造口者因为护理方法不正确，没有及时得到纠正，致使出现了一些本不应该出现的并发症，有的甚至越来越加重，不但给生活带来不便，更重要的是加重了患者的精神负担和经济负担。造口袋及皮肤护理产品的可靠性也至关重要，造口袋质量不好或无法固定，受到损害的不仅是肠造口周围的皮肤，也包括肠造口者与社会、配偶甚至家庭成员交往的自信心和勇气。还有其他问题，如肠造口表面出血、脱垂、旁疝、狭窄、回缩等如何护理？在哪里能购买到自己所需的造口用品？如何正确使用等，这些都需要在专业人员的指导下才能解决。

二、复诊时间间隔一般为多久？

作为医务工作人员有责任向肠造口患者提供相关知识、康复服务及教育，使肠造口者能够顺利、完全地康复。出院时应让肠造口者了解复诊的时间、地点。复诊时间为术后1个月开始，第1年，1个月返院复诊1次，连续3个月；以后每3个月1次；2~3年内每3~6个月1次；以后每6个月至1年复诊1次。有新症状者随时就诊。复诊内容主要是帮助患者解决在家时所遇到的困难与问题以及健全生活所需的因人而异的护理知识和技巧。肠造口者复诊时最好多备一副造口袋，以便医生或造口治疗师检查后换上新袋。

总而言之，康复成功的关键在于手术的效果，专业人员提供的教育、辅导及咨询，提供数量充足、质量可靠、外观令使用者满意的造口护理产品，终身的随访。无论对医护人员还是肠造口者来说，肠造口术后的生活质量正变得越来越重要。近年来我国造口康复事业发展迅速，造口治疗护理水平得到很大提高，许多大医院已拥有专业造口治疗师，部分医院开设了造口专科护理门诊，极大地提高了肠造口患者的生活质量。

第二节 定期随访

一、对肠造口患者开展定期随访的必要性是什么？

对于肠造口患者来说，掌握造口的护理方法，减少造口并发症是提高日常生活质量的关键因素之一，而造口护理又有很强的专业性，需要得到专业人员的指导和帮助，但目前社区护理力量较薄弱，其职能作用有限，难以满足造口患者的需求，因此，对肠造口患者开展定期随访，能提高肠造口患者自我护理造口的能力，增强其对家属的依从性，减少感染、狭窄、出血、造口皮炎等造口并发症的发生，使其尽早有效地融入社会，并提高患者的生活质量。

二、目前主要有哪些随访方式？

（一）电话随访

电话随访是一种经济、快捷、实用且患者易于接受的随访方式，通过利用电话工具，对患者的病情变化、康复情况、心理状态等实施指导与监控，在医护人员和患者及患者家庭成员之间建立有目的的互动。电话随访的内容主要包括了解患者康复情况；特殊病例的特别嘱咐；饮食、器具、功能锻炼等健康指导；服药、复查的遵医提示；解答患者的问题；个体化的康复、保健指导；有时还包括评价患者的生活质量、心理疏导、征询对医疗服务的意见和建议。在不同的研究中，进行电话随访的频率和持续时间各不相同，应选择在一个适宜的时间，并且在护理过程中实施强度应由最初较强逐渐减弱，这样可以在提高护理质量的同时最大限度地降低成本。同时应该根据疾病的特殊性制订规范化的电话随访方案。

（二）家庭访视

家庭访视是由专业护理人员亲自上门为患者提供定期的面对面的支持与指导，以利于及时发现并纠正患者自我护理中的问题，提高其自我护理技能，加强对出院护理计划的依从性。家庭访视的内容主要包括了解患者身心恢复状况并进行心理指导；及时发现和处理造口并发症；患者饮食指导和生活指导等。国内外大量文献显示，造口患者在术后 6 个月内若不能重返术前的社会生活，包括以往的工作和社会活动，患者康复的机会将大为减少。为了及时解决造口患者的问题，最初 3 年内应至少每 3 个月随访 1 次，以后再半年随访 1 次，5 年后每年随访 1 次，直至终身。

（三）基于网络平台的健康教育

这种随访通常是指医护人员利用网络平台的功能，对出院患者的病情变化、康复情况、心理状态等进行监控与指导。基于网络平台的随访内容主要包括利用网络平台，如 QQ、微信等上传图片、视频、文字及语音指导患者正确造口护理、造口并发症预防、合理饮食和排便训练；通过视频与患者面对面沟通，进行心理指导；鼓励患者主动进行护患互动，患者之间经验交流等。在不同的研究中，进行随访的频率和持续时间也各有不同。随访的实施应该选择适宜的时间和强度，在保证不打扰患者休息的同时节约时间成本，提高随访质量。

（四）门诊随访

开设造口护理专科门诊，在门诊部诊疗室，由造口专科护士负责，及时接诊门诊、外院或其他科室来咨询或需要帮助的患者。造口门诊可以为不同个性、文化程度等造口患者提供诊疗护理，造口患者按照复诊卡上的提示在出院后定期到由造口治疗师主诊的造口门诊复诊，检查有无造口周围皮肤损伤、造口狭窄等造口并发症，评估和培训患者的自我护理技能；调整不合适的造口护理用品；指导造口患者学会造口灌洗和排便法以达到规律排便，帮助患者更好地认识造口，更好地掌握造口观察及护理。

三、如何评价随访效果？

对于肠造口随访的效果评价，从医疗资源使用来看，注重造口的医疗投入和产出效益，如造口患者再入院率、医疗护理费用、平均住院日等；从患者临床结局来看，如造口患者恢复状况、并发症发生情况、病死率等；从患者功能状态来看，包括疾病知识掌握情况、自我护理能力、生活质量等，可以用生存质量量表、抑郁量表、日常生活能力等衡量；从满意度来看，包括患者及家属对造口专科护理的感受和评价，照顾者的生活压力和经济负担。

第十五章　造口治疗师与专科门诊

一、什么是"造口治疗师"?

造口治疗师（Enterostomal Therapist）是指专门从事造口、伤口患者手术前、手术后的宣教、咨询,包括在术前造口部位的选择,术后饮食、生活,以及出院后的护理等方面提供咨询的专门人员。1988 年,造口治疗师（Enterostomal Therapist, ET）一词是指负责腹部造口的护理、预防及治疗肠造口并发症,为患者及家属提供与脑造口有关的咨询服务和心理护理,使患者完全康复为最终目的的专业护理人员。1992 年,造口治疗师又被改称为"创伤、造口、节制功能护理师（Wound Ostomy Continence Nnurse,WOCN）",由原来的单纯造口护理扩展至造口护理、失禁护理、皮肤瘘管和复杂伤口的护理。国内现在都普遍采取"造口治疗师（ET）"这个称呼,但工作范畴涵盖了造口护理、失禁护理、皮肤瘘管和复杂伤口的护理。

二、造口治疗师的职责是什么?

造口治疗师是一个教育工作者、辅导员、研究员和管理者,在指导患者护理过程中扮演重要角色。造口治疗师需要在自己的专业方面有丰富的知识和护理经验;需要专长于辅导及与患者沟通;要有教学技巧、科研知识和提供高效率造口服务的能力。他们还需要对各类造口、伤口及失禁用品的特性、作用有较深的了解。

（一）辅导服务

与患者进行良好的沟通对于造口治疗师来说十分重要。在手术前,造口治疗师需要与患者交谈有关疾病、手术方法、过程及造口的形成等知识,耐心解答患者提出的各种问题,使患者对手术及造口有初步的了解,减轻患者的焦虑和恐惧心理。患者康复后,造口治疗师仍需要为其提供辅导,以提高患者的自我护理能力。

（二）术前定位

造口治疗师根据患者腹部的性状和褶皱,结合自己的知识和经验,与患者一同选择一个最合适、最易于贴袋的造口位置。

（三）临床护理

患者手术后,造口治疗师要亲自负责护理和观察造口,对造口进行评估,采取各种措施预防造口并发症的发生，一旦发生造口并发症，应能采取正确的处理方法。

（四）教学

造口治疗师应指导患者及家属学会护理造口及造口周围皮肤，也会在患者选择造口护理用品时提供专业意见，并对患者的饮食及日常生活进行指导。同时，造口治疗师还指导临床护理人员及护理院校的学生掌握造口的护理方法，提高护理人员的造口护理质量。

（五）联络

造口治疗师与患者及其他专业人员均保持密切的联系，以丰富的相关领域知识为造口者提供最有效的服务。联系对象包括患者、患者家属、外科医生、外科病房护士、造口协会及造口用品商等。

（六）管理

造口治疗师负责患者的造口护理记录，造口用品的预算、订购、保管等。

（七）科研

造口治疗师应具备科学研究的能力，结合在造口护理领域积累的经验和遇到的问题，进行深入的研究，从而进一步深化对造口护理的认识。

（八）造口探访

造口治疗师不只是提供医院服务，有时还需要将服务扩展到家居探访，尤其是初出院的患者，以便观察他们对造口的适应能力及护理造口方面的问题。

三、造口治疗师的服务内容有哪些？

造口治疗师的服务内容有：①严格遵守药物和手术治疗方案。②造口手术前、后的宣教和咨询。③术前造口部位的选择。④提供使用特殊种类造口器具的推荐意见，并使患者掌握使用方法。⑤造口器材的使用与维护。⑥在术后饮食、性生活及生活方式等方面提供咨询与帮助。⑦出院后的护理、咨询。⑧向患者提供可促进伤口愈合、具有皮肤保护作用的皮肤护理产品的使用建议和使用方法。⑨提供节制功能障碍护理产品的使用方法。

四、什么是造口专科门诊？

近十多年来，国内医院相继出现一些专科护理门诊，造口专科门诊作为目前比较成熟的护理专科门诊出现较早，也是发展得比较完善的一个专科。据不完全统计，目前全国已有200多家医院开设了造口专科门诊。造口专科门诊主要以造口护理为主，由具有资质的造口治疗师出诊，对造口患者进行专科评估、护理诊断及处理的专科护理门诊。

五、造口专科门诊工作内容有哪些？

（一）造口护理

包括肠造口护理、胃造瘘护理、食管造瘘护理等。主要对患者进行心理咨询、各种造口及其周围并发症的预防和处理、造口用品的选择及使用指导、日常生活指导等。

（二）伤口护理

处理各种慢性伤口包括手术后皮瓣坏死、手术后脂肪液化；化疗渗漏引起的皮肤溃疡、放射性皮炎、肿瘤伤口、压疮、足部溃疡（动脉性溃疡、静脉性溃疡、糖尿病足）、烫伤、烧伤、感染伤口、难愈合伤口等。

（三）失禁护理

大便失禁患者的护理；充溢性尿失禁、压力性尿失禁、急迫性尿失禁、功能性尿失禁患者的护理及因大小便失禁引致的皮肤损伤的处理等。

参考文献

［1］ 陈孝平，汪建平. 外科学［M］. 北京：人民卫生出版社，2014.

［2］ 汪建平. 中华结直肠肛门外科学［M］. 北京：人民卫生出版社，2014.

［3］ 科曼. 结直肠外科学（第六版）［M］. 上海：科学技术出版社，2015.

［4］ 中华人民共和国卫生和计划生育委员会医政医管局，中华医学会肿瘤学分会. 中国结直肠癌诊疗规范（2017 年版）［J］. 中华外科杂志，2018，56（4）：241-258.

［5］ 周世灿，张权，李兴旺，等. 2016—2018 年中国结直肠癌临床实践指南的质量评价［J］. 中国肿瘤外科杂志，2019，11（1）：15-20.

［6］ 中华医学会外科分会胃肠外科学组，中华医学会外科分会结直肠外科学组，中国抗癌协会大肠癌专业委员会，等. 中国结直肠癌肝转移诊断和综合治疗指南（V 2018）［J］. 中华结直肠疾病电子杂志，2018，7（4）：302-314.

［7］ WOLF A M D, FONTHAM E T H, CHURCH T R, et al. Colorectal cancer screening for average-risk adults：2018 guideline update from the American Cancer Society［J］. CA Cancer J Clin, 2018, 68（4）：250-281.

［8］ HUANG Y, LIANG C, HE L, et al. Development and validation of a radiomics nomogram for preoperative prediction of lymph node metastasis in colorectal cancer［J］. J Clin Oncol, 2016, 34（18）：2157-2164.

［9］ CAO Y, ROSNER B A, MA J, et al. Assessing individual risk for high-risk colorectal adenoma at first-time screening colonoscopy［J］. Intern J Can, 2015, 137（7）：1719-1728.

［10］ WONG C K H, LAM C L K, WAN Y F, et al. Cost-effectiveness simulation and analysis of colorectal cancer screening in Hong Kong Chinese population：comparison amongst colonoscopy, guaiac and immunologic fecal occult blood testing［J］. BMC cancer, 2015, 15（1）：705.

［11］ 张政，张澍田，李鹏. 2018 年美国癌症协会结直肠癌筛查指南解读［J］. 中国实用内科杂志，2018，38（09）：44-46.

［12］ 余健. 大肠癌患者术后化疗 PICC 置管的应用与护理［J］. 现代实用医学，2009，21（6）：666.

［13］ JOHANSSON E, HAMMARSKJÖLD F, LUNDBERG D, et al. Advantages and disadvantages of peripherally inserted central venous catheters（PICC）compared to other central venous lines：A systematic review of the literature［J］. Acta Oncologica, 2013, 52（5）：886-892.

［14］ 韩萍，魏少美，彭可勤，等. 结肠癌患者 PICC 置管连接便携式化疗泵持续泵入化疗的护理体会［J］. 中华全科医学，2015，13（5）：842-844.

［15］ REX D K, BOLAND C R, DOMINITZ J A, et al. Colorectal Cancer Screening：Recommendations for Physicians and Patients From the U. S. Multi-Society Task Force on Colorectal Cancer［J］. Gastroenterology, 2017, 153（1）：307-323.

［16］ 徐媛媛，乔玉宁，孔令环. 肠造口患者延续性护理现状及影响因素的研究进展［J］. 护理实践与研究，2015，12（02）：15-17.

［17］ 廖寒. 肠造口延续性护理的应用及研究进展［J］. 全科护理，2015，13（36）：3656-3659.

［18］ 熊欢，张翀旎，宋玉洁. 永久性结肠造口患者心理弹性、认知情绪调节与伤残接受度的关系研究［J］. 护理研究，2018，32（14）：2246-2249.

［19］ 奚蓓华，王静，孙颖，等. 直肠癌造口术后患者心理状况的调查研究［J］. 护理研究，2015，29

（12）：1491-1492.

［20］钱黎明. 心理护理干预在结直肠癌造口术患者中的应用［J］. 齐鲁护理杂志, 2018, 24（08）：63-65.

［21］KNOWLES S R, COOK S I, TRIBBICK D. Relationship between health status, illness perceptions, coping strategies and psychological morbidity：apreliminary study with IBD stoma patients［J］. Journal of Crohn's and Colitis, 2013, 7：e471-e478.

［22］SALOMÉ G M, DE ALMEIDA S A, MENDES B, et al. Assessment of subjective well-being and quality of life in patients with intestinal stoma［J］. Journal of Coloproctology, 2015, 35（3）：168-174.

［23］MOREIRA C N, MARQUES C B, SALOMÉ G M, et al. Health locus of control, spirituality and hope for healing in individuals with intestinal stoma［J］. Journal of Coloproctology, 2016, 36（4）20：208-215.

［24］骆洋, 俞旻皓, 陈建军, 等. 腹腔镜与开腹全结直肠切除回肠储袋肛管吻合术治疗溃疡性结肠炎的临床疗效分析［J］. 中华消化外科杂志, 2018, 17（9）：929-934.

［25］SALOMÉG M, DE ALMEIDA S A. Association of sociodemographic and clinical factors with the self-image and self-esteem of individuals with intestinal stoma［J］. Journal of Coloproctology, 2014, 34（3）：159-166.

［26］LI S Y, CHEN G, BAI X. Anus-preserving rectectomy via telescopic colorectal mucosal anastomosis for low rectal cancer：Experience from a Chinese cohort［J］. World Journal of Gastroenterology, 2013, 24：3841-3846.

［27］李小寒, 尚少梅. 基础护理学［M］. 北京：人民卫生出版社, 2017.

［28］中国营养学会. 中国居民膳食营养素参考摄入量速查手册［M］. 北京：中国标准出版社, 2013.

［29］ARENDS J, BACHMANN P, BARACOS V, et al. ESPEN guidelines on nutrition in cancer patients［J］. Clin Nutr. 2017, 36（1）：11-48.

［30］中国营养学会. 中国居民膳食指南［M］. 北京：人民卫生出版社, 2016.

［31］林金香, 方蘅英. 以专科护士为主导的营养干预对晚期胃肠道肿瘤化疗患者营养改善研究［J］. 护理学杂志, 2016, 5（4）：75-80.

［32］BEEKEN R J, HAVILAND J S. Smoking, alcohol consumption, diet and physical activity following stoma formation surgery, stoma-related concerns, and desire for lifestyle advice：a United Kingdom survey［J］. BMC Public Health. 2019, 19（1）：574.

［33］VONK-KLAASSEN S M, DE VOCHT H M, DEN OUDEN M E, et al. Ostomy-related problems and their impact on quality of life of colorectal cancer ostomates：a systematic review［J］. Qual Life Res. 2016, 25（1）：125-133.

［34］李淑娇, 杨彬. 集束化干预措施在结肠直肠癌术后肠造口预防缺血性坏死的研究［J］. 检验医学与临床, 2018, 15（10）：1514-1517.

［35］ROSS L, ABILD-NIELSEN A G, THOMSEN B L, et al. Quality of life of Danish colorectal cancer patients with and without a stoma［J］. Support Care Cancer. 2007, 15（5）：505-513.

［36］ALTUNTAS Y E, KEMENT M, GEZEN C, et al. The role of group education on quality of life in patients with a stoma［J］. Eur J Cancer Care, 2012, 21（6）：776-781.

［37］MOREY M C, SNYDER D C, SLOANE R, et al. Effects of home-based diet and exercise on functional outcomes among older, overweight long-term cancer survivors: RENEW: a randomized controlled trial [J]. JAMA, 2009, 301 (18): 1883-1891.

[38] 王丽丽. 低位性直肠癌保肛术后患者的饮食指导 [C]. 2015 年海南省外科年会暨广州军区普外年会论文集, 2015: 429-430.

[39] GRIMMETT C, SIMON A, LAWSON V, et al. Diet and physical activity intervention in colorectal cancer survivors: a feasibility study [J]. Eur J Oncol Nurs. 2015, 19 (1): 1-6.

[40] LOFTFIELD E, TI S, CURTIS C J, et al. Potassium and fruit and vegetable intakes in relation to social determinants and access to produce in new York City [J]. Am J Clin Nutr. 2013, 98: 1282 -1288.

[41] 万德森, 郑美春. 肠造口并发症与处理 [M]. 北京: 中国医药科技出版社, 2006.

[42] LYNCH B M, CERIN E, OWEN N, et al. Associations of leisure-time physical activity with quality of life in a large, population-based sample of colorectal cancer survivors [J]. Cancer Causes Control. 2007, 18 (7): 735-742.

[43] SCHLESINGER S, WALTER J, HAMPE J, et al. Lifestyle factors and health-related quality of life in colorectal cancer survivors [J]. Cancer Causes Control. 2014, 25 (1): 99-110.

[44] RUSSELL S. Physical activity and exercise after stoma surgery: overcoming the barriers [J]. Br J Nurs. 2017, 26 (5): 20-26.

[45] 杜永红, 张雪芳, 张莉, 等. 腹腔镜结直肠肿瘤手术快速康复的护理 [J]. 护士进修杂志, 2012, 27 (4): 344-345.

[46] BRYAN S, DUKES S. The enhanced recovery Programme for stoma patients: an audit [J]. Br J Nurs. 2010, 19 (13): 831-834.

[47] 甄莉, 温海飞, 吴慧琴, 等. 阶梯式早期运动方案在结直肠癌手术患者中的应用 [J]. 齐鲁护理杂志, 2018, 24 (8): 1-3.

[48] BOURKE L, HOMER K E, THAHA M A, et al. Interventions to improve exercise behaviour in sedentary people living with and beyond cancer: a systematic review [J]. Br J Cancer, 2014, 110 (4): 831-841.

[49] TAYLOR C, MORGAN L. Quality of life following reversal of temporary stoma after rectal cancer treatment [J]. Eur J Oncol Nurs. 2011, 15 (1): 59-66.

[50] 张有生, 李春雨. 实用肛肠外科学 [M]. 北京: 人民军医出版社, 2009.

[51] 喻德洪. 肠造口治疗 [M]. 北京: 人民卫生出版社, 2004.

[52] 万德森. 造口康复治疗: 理论与实践 [M]. 北京: 中国医药科技出版社, 2006.

[53] 胡爱玲, 郑美春, 李伟娟, 等. 现代伤口与肠造口临床护理实践 [M]. 中国协和医科大学出版社, 2010.

[54] 胡爱玲, 郑美春, 李伟娟, 等. 现代伤口与肠造口临床护理实践 (第二版) [M]. 中国协和医科大学出版社, 2018.

[55] 周茹珍, 徐洪莲, 陈晓丽, 等. 肠造口术前定位管理模式的探讨 [J]. 中国实用护理杂志, 2018, 34 (10): 786-789.

[56] ZIMNICKI K M. Preoperative stoma site marking in the general surgery population [J]. Journal of wound, ostomy, and continence nursing: official publication of The Wound, Ostomy and Continence Nurses Society, 2013, 5 (5): 501-505.

[57] SALVADALENA G, HENDREN S, MCKENNA L, et al. WOCN Society and ASCRS Position

Statement on Preoperative Stoma Site Marking for Patients Undergoing Colostomy or Ileostomy Surgery [J]. Journal of wound, ostomy, and continence nursing: official publication of The Wound, Ostomy and Continence Nurses Society, 2015, 3 (3): 249-252.

[58] GOERE D, BONNET S, POCARD M, et al. Oncologic and functional results after abdominoperineal resection plus pseudocontinent perineal colostomy for epidermoid carcinoma of the anus [J]. Dis Colon Rectum, 2009, 52 (5): 958-963.

[59] WU W Q, YU B M. The relationship between site selection and compications in stomas [J]. The World Council of Enterostomol Therapists Journal. 2001, 21 (2): 10-12.

[60] MISHRA A, KEELER B D, MAXWELL-ARMSTRONG C, et al. The influence of laparoscopy on incisional hernia rates: a retrospective analysis of 1057 colorectal cancer resections [J]. Colorectal Dis, 2014, 16 (10): 815-821.

[61] NAGASAWAY. Mind and Body [J]. Australasian Journal of Philosophy, 2004, 82 (82): 368-369.

[62] SOHNGEN D, BALZER C, FUCHS M, et al. Rehabilitation of patients with acid-base and fluid balance disorderswith short bowel syndrome after ileostomies [J]. Rehabilitation (Stuttg), 2015, 54 (2): 86-91.

[63] 成军, 吴咏梅, 李晓云, 等. 腹腔镜 Mile's 术腹膜外造口体会 [J]. 海南医学, 2012, 23 (23): 72-73.

[64] 王旻, 杨泽成, 房学东, 等. 腹腔镜辅助下低位直肠癌扩大根治术的经验体会 [J]. 中华腔镜外科杂志 (电子版), 2012, 5 (6): 451-454.

[65] 许川红, 李光焰. 结肠造口患者粪便收集与皮肤护理 [J]. 局解手术学杂志, 2009, 18 (04): 249.

[66] WOUND, OSTOMY AND CONTINENCE NURSES SOCIETY, GUIDELINE DEVELOPMENT TASK FORCE. WOCN Society Clinical Guideline [J]. Journal of Wound, 2018, 45 (1): 50-58.

[67] 黄漫容, 郭少云, 彭利芬. 肠造口术后造口袋的选择技巧 [J]. 当代护士 (专科版), 2010, (03): 25-26.

[68] 金朝辉. 分阶段指导造口患者选择造口袋的护理体会 [J]. 医学信息, 2014, (35): 462-463.

[69] 李秦. 结肠造口护理中造口袋的选择与指导 [C]. 全国第三届造口、伤口、尿失禁护理学术交流暨专题讲座会议论文汇编, 2006.

[70] 卫莉, 赵玉洲. 造口并发症的防治 [M]. 河南: 河南科学技术出版社, 2015.

[71] BURCH J. Choosing the correct accessory for each stoma type: an update. [J]. British Journal of Nursing, 2013, 22 (16): 10-13.

[72] CRONIN, ELAINE. Silicone-based stoma accessories in clinical practice [J]. British Journal of Nursing, 2016, 25 (5): S28-S34.

[73] TALLMAN N J, COBB M D, GRANT M, et al. Colostomy Irrigation: Issues Most Important to Wound, Ostomy and Continence Nurses [J]. Journal of wound, ostomy, and continence nursing: official publication of The Wound, Ostomy and Continence Nurses Society, 2015, 42 (5): 487-493.

[74] 李彩虹. 结肠造口术的评估及护理 [J]. 当代护士: 专科版 (下旬刊), 2009, (9): 24-25.

[75] BURCH J. The pre-and postoperative nursing care for patients with a stoma [J]. British Journal of Nursing, 2005, 14 (6): 310. 9

[76] 陈爱群, 方素琴, 郑丹苗. 肠造口患者术前的健康教育 [J]. 华夏医学, 2006, 19 (5): 861-862.

[77] 邢海瑾, 严秀芳. 直肠癌患者心理状态的调查及护理对策 [J]. 实用全科医学, 2007, (04):

332-333.

［78］ PERSON B, IFARGAN R, LACHTER J, et al. The Impact of Preoperative Stoma Site Marking on the Incidence of Complications, Quality of Life, and Patient's Independence ［J］. Diseases of the Colon & Rectum, 2012, 55 (7): 783-787.

［79］ MAYDICK D. A Descriptive Study Assessing Quality of Life for Adults With a Permanent Ostomy and the Influence of Preoperative Stoma Site Marking ［J］. Ostomy/wound Management, 2016, 62 (5): 14.

［80］ 李飞, 徐林霞, 李显蓉. 肠造口术前定位实施障碍及对策研究进展 ［J］. 护理研究, 2018, 32 (16): 2517-2519.

［81］ 周茹珍, 徐洪莲, 陈晓丽, 等. 肠造口术前定位管理模式的探讨 ［J］. 中国实用护理杂志, 2018, 34 (10): 786-789.

［82］ NAKAGAWA H, MISAO H. Effect of Stoma Location on the Incidence of Surgical Site Infections in Colorectal Surgery Patients ［J］. Journal of Wound, Ostomy and Continence Nursing, 2013, 40 (3): 287-296.

［83］ KOZELL K, FRECEA M, THOMAS J T. Preoperative Ostomy Education and Stoma Site Marking ［J］. Journal of Wound, Ostomy & Continence Nursing, 2014, 41 (3): 206-207.

［84］ 杨剑波. Miles 术后会阴伤口处理和肠造口康复治疗的观察 ［J］. 广西医学, 2011, 33 (4): 506-507.

［85］ BURCH J. The pre-and postoperative nursing care for patients with a stoma ［J］. British Journal of Nursing, 2005, 14 (6): 310.

［86］ 黄漫容. 腹会阴联合直肠癌根治术后造口旁瘘的护理 ［J］. 中华护理杂志, 2012, 47 (03): 265-266.

［87］ 胡昌愉, 赵友梅. 乙状结肠造口引流对低位直肠癌 ELAPE 术后切口感染的影响分析 ［J］. 结直肠肛门外科, 2019, 25 (02): 173-177.

［88］ 黄俊勇. 直肠癌 Miles 术后结肠造口早期并发症的原因分析及处理对策 ［J］. 中国医药指南, 2013, 11 (15): 644-645.

［89］ 陈爱云, 裴娜, 杨晓燕. 结肠造口术后观察与护理应注意的问题 ［J］. 临床医药实践, 2009, 18 (1): 58-58.

［90］ 杨笑雨. ARC 换药流程在结直肠癌术后造口周围皮肤的应用研究 ［J］. 实用临床护理学电子杂志, 2018, 3 (29): 105.

［91］ 王玉珏. ARC 换药流程在结直肠癌术后造口周围皮肤的应用研究 ［J］. 护士进修杂志, 2017, 32 (14): 1302-1304.

［92］ BORWELL, BARBARA. Continuity of care for the stoma patient: psychological considerations ［J］. British Journal of Community Nursing, 2009, 14 (8): 326-331.

［93］ CAMPO CASCÓN J, CAPARRÓS SANZ R, MARTÍN BEDIA L, et al. Psychological evaluation of patients with an ostomy ［J］. World Council of Enterostomal Therapists Journal. 2003, 23 (3): 8-12.

［94］ LIU Y Y. Influence of peer support education on clinical effects of postoperative continued nursing care in rectal cancer patients after colostomy ［J］. World Chinese Journal of Digestology, 2015, 23 (20): 3321.

［95］ 包已男, 姜茹鑫, 白姆, 等. 结直肠癌患者运动行为影响因素的研究现状 ［J］. 护理学杂志, 2017 (20): 114-117.

［96］ 刘学英, 陈冰, 阮小玲, 等. 伤口造口门诊的标准化管理 ［J］. 护理学杂志, 2017 (32): 43.